MW00624573

CORRER, COCINAR Y SER FELIZ

CORRER, COCINAR Y SER FELIZ

PACO RONCERO
con la colaboración de Yanet Acosta

GRUPO ZETA

Barcelona • Madrid • Bogotá • Buenos Aires • Caracas • México D.F. • Miami • Montevideo • Santiago de Chile

1.ª edición: septiembre 2014

© Paco Roncero y Yanet Acosta, 2014
© Ediciones B, S. A., 2014
    Consell de Cent, 425-427 - 08009 Barcelona (España)
    www.edicionesb.com

Printed in Spain
ISBN: 978-84-666-5518-7
DL B 12110-2014

Impreso por LIBERDÚPLEX, S.L.
Ctra. BV 2249, km 7,4
Polígono Torrentfondo
08791 Sant Llorenç d'Hortons

Índice

Prólogo

Soy Paco Roncero, cocinero desde hace 24 años. Por mi trabajo tengo conocimientos de nutrición que han aumentado gracias al interés que ha despertado en mí el entrenamiento deportivo, pero ni soy nutricionista ni entrenador.

En este libro solo pretendo contar mi historia y mi experiencia, aunque sé que algunas de las confidencias que haré no son lo «más políticamente correctas», pero me atrevo a revelarlas porque para mí fueron en su momento importantes para sentirme bien y, sobre todo, para seguir adelante.

Además de cómo me sentía en cada momento y qué fue lo que me motivó o desmotivó tanto en el entrenamiento como en mi trabajo como chef, en este libro también he querido dar unos consejos para cada entrenamiento, así como un menú rico y equilibrado para llevar con éxito una alimentación sana haciendo deporte.

Para mí lo más importante siempre fue mi trabajo e incluso muchas veces lo puse por delante de la familia, pero con los años aprendí que al igual que cuando creo un plato o un menú de degustación, lo más importante es la proporción. En la vida diaria pasa exactamente igual. La proporción en el plato es el equilibrio entre el ingrediente principal, la guarnición y la salsa. En la vida real está la familia, el trabajo, tus hobbies, el deporte y, sobre todo, la salud.

En este libro cuento cómo un día decidí ponerme unas zapatillas y salir a correr con mis 112 kilos encima. Pese a que casi muero asfixiado, algo me decía que tenía que seguir. Y no era la estética ni la competición, era la necesidad de llenar mi vida de ilusiones, más allá del trabajo, la familia y los amigos.

Con el entrenamiento mi sobrepeso desapareció, mi alimentación mejoró y mi vida también. Mi relación con mis amigos, compañeros cocineros y con mi propio equipo del Casino se ha hecho más estrecha gracias al deporte, al igual que con mi familia, con quien comparto momentos, carreras y desayunos en la tapia.

Por eso quiero agradecer a todos ellos así como a mi entrenador, Sebas, y a mi amiga, escritora y periodista, Yanet Acosta, su contribución a este libro mediante el que quiero compartir con todo el mundo cómo las ilusiones son las que nos mueven en la vida para ser realmente felices.

Capítulo 1

MOVER 112 KILOS
(Septiembre 2008)

1. Mover 112 kilos

2. Empezar a entrenar

3. Menú de arranque

4. Recetas:
   Ensalada de pasta fresca con habitas y sepietas
   Presa ibérica con piña a los anisados
   Carpaccio de salmón marinado en remolacha
   Lubina con emulsión de tomate y puré de hinojo
   Brocheta de frambuesa, piña y mango

Mover 112 kilos

La vida de un chef de alta cocina no es lo glamurosa que podría parecer. Tras cada estrella, tras cada sol, tras cada premio solo hay horas y más horas de trabajo. Esto podría parecer un tópico, pero no lo es.

Mi día a día consistía en levantarme a las seis y media de la mañana y, sin desayunar, llegaba a mi lugar de trabajo, el Casino de Madrid. Como muchos madrileños, antes de entrar, siempre me paraba en el bar del barrio, La Viga, a tomar mi cafetito con churros. Ese era mi momento: Mi desayuno de 15 minutos leyendo el periódico y comentándolo con los camareros.

Después me sumergía en el trabajo. Reuniones, gestión, desarrollo de la innovación y cocinar. Al comienzo del día me encontraba con mi equipo del taller de creatividad, después llamaba a proveedores y, de vez en cuando, echaba un vistazo a las cámaras para ver el producto, pese a que este trabajo lo realizan minuciosamente mis jefes de cocina. Además, esas primeras horas de la mañana las dedicaba a las entrevistas con la prensa, las fotos, contestar mails, hacer presupuestos o revisar números.

También controlaba los escandallos de los platos, porque un restaurante no es solo un lugar para la creatividad, sino también un negocio, de ahí la importancia de controlar los costes de producción. Para cada plato se elabora una ficha con las medidas exactas y los costes precisos actualizados de la materia prima que se utiliza en la elaboración del menú.

A media mañana repasaba las reservas y me daba un paseíllo por las cocinas para pillar algo que me diera fuerzas y me saciara el apetito: un cruasán, un trozo de queso o lo que fuera. El picoteo de toda la vida. Dos horas más tarde, ya estaba sentado para comer.

Después, a la cocina con el comienzo del servicio. Una mano a los fogones y la otra dispuesta siempre para saludar a los clientes, contestar a sus preguntas y, sobre todo, escucharlos, porque su *feed back* es una de las cosas más importantes para tenerlo en cuenta a la hora de diseñar nuestros platos.

Después del servicio del almuerzo, seguía trabajando en el taller o visitaba Estado Puro, el primer bar con tapas de alta cocina en Madrid, que inauguramos en junio de 2008. En ese momento, necesitaba de toda mi atención, aunque al frente tenía a uno de mis jefes de cocina, Alfonso Castellano, que no solo sería clave para el éxito de este gastrobar sino para el comienzo del cambio de mi vida hacia el deporte. Pero por aquellos días, cada vez que le visitaba siempre caía alguna croquetita, unos frutos secos o una tapa que me apeteciera con la excusa de probar cómo salía a sala. Y está claro que como cocineros tenemos que probarlo todo, pero una cosa es probar y otra es meterte la ración entre pecho y espalda.

A la noche, vuelta al Casino a cenar y a entrar en la cocina a preparar el último servicio del día. La clientela de la cena de un restaurante de alta cocina es muy distinta a la del almuerzo. Viene con el objetivo claro de disfrutar y viene con tiempo. Esto es fantástico para un cocinero, pero los horarios se pueden alargar hasta el último *gin-tonic* del cliente al que acompañas, aunque no con la copa, sí con la conversación.

Así que solía terminar a las doce y media de la noche entre semana y a las dos o tres de la mañana los fines de semana. Después, tomaba mi coche o mi moto, dependiendo del tiempo que hiciera, y media hora más tarde llegaba a casa, donde me esperaba un sándwich, una tortilla o un helado de turrón.

Y así vivía absorbido por este trabajo que ha sido siempre mi pasión, tanto como para anteponerlo incluso a mi familia. Los chefs de la alta cocina nos dedicamos a hacer soñar a los clientes con nuestros platos creativos, pero a veces olvidamos los propios.

Además, nosotros hacemos y servimos las creaciones más vanguardistas, pero no nos las comemos. Día a día las que cocinan en el Casino para todo el personal (unas 100 personas de las que 40 somos cocineros) son Mari Ángeles y Rosa.

Ellas preparan el almuerzo y la cena como si estuviéramos en nuestra propia casa. En verano, no falta el salmorejo ni el gazpacho, ni en invierno, las lentejas y el cocido. Es cierto que también en el menú hay frituras, como rollitos de primavera y san jacobos, pero en aquel mes de septiembre de 2008 ni me daba cuenta de que una vez a la semana ellas nos lo ponían como premio. Después me di cuenta de que los días en los que nos preparaban croquetas, empanadillas y patatas fritas, nadie dejaba nada en el plato.

Esta rutina diaria me gustaba, porque suponía ver a los clientes felices, crear nuevos platos, leer recetarios, tomar fotos y adquirir nuevos conocimientos. Al llegar el verano, la reemplazaba por otra igual de importante y de placentera: trabajar en elBulli.

Desde 1998 Ferran Adrià asesoraba el área gastronómica del Casino de Madrid y como parte de la asesoría, me tocaba como encargado de banquetes primero y, a partir del 2000, como responsable de todos los restaurantes del Casino, visitar elBulli en Roses (Girona) para incorporar sus técnicas y platos en nuestra cocina y planificar la temporada.

Cada año me llevaba conmigo a los jefes de cocina y a los mejores del equipo. Era mi momento para trabajar codo con codo con la gente de Ferran y vivir de cerca la magia de un restaurante que revolucionó la gastronomía mundial. Entrar allí era otra dimensión. Sentías cómo la energía te fluía, te llenabas de ganas de hacer. El orden y la disciplina eran importantes y ver cómo trabajaban con cada producto para sacar de él lo máximo posible era un espectáculo. Cada año, todo era nuevo y por mucho que supieras de cocina, cada temporada de elBulli te sorprendía. Tenías que reaprender la cocina, porque ellos habían creado un nuevo lenguaje.

Aquel mes de septiembre de 2008 iba igual de feliz que siempre y con las mismas ganas e ilusión por compartir con Ferran y todo su equipo. Era el año en el que muchas de las técnicas que habíamos trabajado se ponían de largo con platos como Guisantes, en el que guisantes reales y otros esferificados proponían el juego al comensal. También habían creado un *snack* que ha sido uno de mis favoritos en elBulli: Mochi de gorgonzola con fresas a la parrilla.

En este plato también se usaba la esferificación, una técnica mediante la que se consigue que un líquido mezclado con un extracto de algas se convierta al entrar en contacto con un baño de sal de calcio en una esfera con una capa exterior gelatinosa que conserva un interior líquido. Así, al morder el corazón de la esfera explota en nuestro paladar.

Era un buen año y estaba feliz, pero hacía días que algo me nublaba el pensamiento: la báscula. Cuando me miraba al espejo no me sentía gordo, aunque entendía que tenía un «ligero» exceso de peso. No obstante, me veía como un tipo fuerte y me reía con mis amigos diciendo que lo mío no era tripa sino «abdominales caídas». Sin embargo, la báscula me devolvía otra realidad, una cifra de tres dígitos: 112 kilos.

Pero más que la cifra, lo que me inquietaba al mirarme frente al espejo era que tras mi cara aparentemente feliz, había algo que faltaba en mi interior. Comencé a darme cuenta de que mis jornadas de trabajo eran extremadamente largas. Además, me dedicaba por completo a los demás, siempre con una sonrisa en la boca para todo el mundo, que heredé de mi madre. Sin embargo, al final de aquel verano de 2008, tras esa sonrisa había una mueca hacia mí mismo. Estaba vacío.

Aquel día me levanté preparado para ir a trabajar a elBulli, pero me avisaron de que ese año comenzaríamos a partir de las 14 horas. De pronto, me encontré con una semana por delante con todas las mañanas libres y sin nada planificado. Estaba perdido y le pregunté a mi jefe de cocina de Estado Puro, Alfonso, qué iba a hacer él. Me dijo que él por las mañanas se iba a correr. Y en aquel momento, sin pensarlo, le dije que yo le acompañaría.

Alfonso me miró con una sonrisa de oreja a oreja, que no supe interpretar si era porque pensaba que le estaba tomando el pelo o porque se alegraba de que hubiera tomado esa decisión. Cuando me vio con las zapatillas puestas, entonces me di cuenta de que no se lo creía.

En bañador y playeras, con una camiseta de algodón, me fui al paseo marítimo de Roses. Tenía mis dudas de que eso fuera lo que tendría que hacer, pero sentía que ya no me podía echar atrás, porque me había comprometido.

Empezamos a hacer algunos estiramientos apoyados en un árbol y en ese momento de silencio recordé que alguna vez yo también había hecho deporte. Toda mi juventud la pasé jugando al voleibol, federado incluso en un equipo. Además, practicaba baloncesto, balonmano, tenis y pinpón. No era el mejor, pero todos me querían en su equipo, porque además de sonriente y sociable soy muy competitivo. Desde que nació mi primer hijo, Javi, preferí centrarme en competir en otra carrera, la de la alta cocina. Así que hacía ni más ni menos que catorce años que el deporte solo lo veía por televisión.

El momento de la verdad había llegado, tras los estiramientos empezamos a correr. No se me olvidará jamás porque fueron los minutos más largos de mi vida. Comencé a correr como pude y rompí a sudar sin parar. A los ocho minutos tuve que parar con la sensación de haber hecho un tramo larguísimo. Alfonso me miró estupefacto diciéndome: «¡Pero si yo aún ni he calentado!»

Esta frase me removió y despertó de nuevo mi competitividad deportiva. Cabreado y jadeante le desafié:

Mañana vuelvo.

Empezar a entrenar

El primer día que rompes con todo y te decides a comenzar, lo menos aconsejable es que hagas lo que yo hice: ponerme a correr con 112 kilos. Pero en mi caso, el haberlo hecho y sentirme tan vacío fue lo que definitivamente rompió la inercia del tipo de vida que llevaba, alejada del modelo más saludable.

Muchas veces intenté ponerme a dieta, ir a un gimnasio o salir en la bici con mi hermano, pero nunca había conseguido ir más de un día porque, simplemente, no estaba dentro de mí, no tenía una motivación real más allá de la estética. Por eso, cuando la gente me pregunta qué debe hacer para comenzar, lo primero que le digo es que debe salir de uno mismo. No hay que sentirse forzado, sino hacerlo porque crees que te va a llenar como persona.

En mi proceso de iniciación en el deporte, al igual que hice en muchas ocasiones en mi mundo profesional, comencé saltándome algunas reglas, pues siempre he pensado que las normas están para romperlas. Sin embargo, en este caso, no era consciente de que tenía unas consecuencias, las lesiones. Tampoco me di cuenta de que para entrenar hay que poner, además de corazón, cabeza.

Cuando hay sobrepeso, debemos cuidar las articulaciones y huesos, por ello es mejor andar al principio y evitar deportes de impacto como correr. También es una muy buena opción comenzar haciendo bicicleta e ir al gimnasio para ir ganando un poco de tono muscular y fortalecer tu musculatura y tus articulaciones.

La paciencia es fundamental. La carrera de ponerse en forma es una carrera de fondo, donde constancia y disciplina se dan la mano.

«Comenzar a entrenar tiene que salir de ti,
no puedes sentirte obligado.»

MENÚ DE ARRANQUE

DESAYUNO..
Café con leche o infusión helada de té verde
Tosta de pan de avena con unas gotas de aceite de oliva y atún
Queso fresco con pasas y nueces
Zumo de pera y lichis

ALMUERZO..
Yogur, pepino y miel

COMIDA..
Ensalada de pasta fresca con habitas y sepietas
Presa ibérica con piña a los anisados
Sorbete de sandía y tomate

MERIENDA..
Zumo de pera con hierbaluisa y limón

CENA..
Carpaccio de salmón marinado en remolacha
Lubina con emulsión de tomate y puré de hinojo
Brocheta de frambuesa, piña y mango

COMENTARIO..
En los días de calor apetece comer ligero y fresquito y para ello puedes contar con bebidas de bajo aporte calórico hechas con vegetales, como el gazpacho, y en frutas refrescantes e hidratantes, como el melón y la sandía. Pero tampoco hay que olvidarse de los hidratos, tan necesarios para luchar contra el agotamiento, para lo que puedes echar mano de la pasta.

Ensalada de pasta fresca
con habitas y sepietas

Ensalada de pasta fresca con habitas y sepietas

VALOR NUTRICIONAL POR RACIÓN:
Calorías: 650
Proteínas: 29,1 g
Hidratos de carbono: 63,6 g
Grasas: 37,9 g

INGREDIENTES PARA 4 PERSONAS
Tallarines 300 g

Para los fardos de calamar
Sepietas 400 g
Panceta ibérica ahumada 150 g

Para el salteado de verduras
Habas frescas peladas 100 g
Guisantes frescos 100 g
Tomate rojo 2 unidades
Piñones troceados 20 g
Aceite de oliva 2 cucharadas

Para el puré de ajos
Ajos 8-10 dientes, según tamaño
Aceite de oliva virgen extra 200 ml

Para el aceite de tinta
Tinta de calamar 3 sobres
Aceite de oliva 70 g

Otros
Sal Maldon Una pizca
Cebollino picado para decoración

ELABORACIÓN..

De los tallarines:

Cuece la pasta en abundante agua dejándola «al dente», pásala por agua y resérvala.

De los fardos de calamar:

Corta en tiras finas y delgadas la panceta y haz fardos con las sepietas atándolas con las tiras de panceta.

Del salteado de verduras:

Lava, pelar despepita los tomates y haz dados de tamaño mediano. En una sartén, a fuego vivo, saltéalos con el resto de las verduras y los piñones, pon a punto de sal y reserva.

Del puré de ajos:

Confita los ajos en el aceite de oliva a fuego medio, hasta que alcancen un color ligeramente tostado y queden algo blandos. Escurre los ajos y tritúralos emulsionándolos con parte del aceite de la confitura hasta conseguir un puré homogéneo que filtre por el colador.

Del aceite de tinta de calamar:

Calienta el aceite en un cazo y añade las tintas manteniendo el fuego medio alto durante 10 minutos. Deja que temple ligeramente para posteriormente colarlo y poner a punto de sal.

ACABADO Y PRESENTACIÓN ....

La pasta te aguantará caliente durante más tiempo, así que empieza salteándola en aceite de oliva a fuego fuerte, añade las verduras previamente salteadas y unas cucharadas de aceite de tinta, moviendo suavemente hasta conseguir un color homogéneo por toda la pasta. A continuación, dora las sepietas a fuego fuerte.

Para montar el plato, pon varios puntos de puré de ajo en el centro, coloca la pasta y varios fardos de calamar sobre ella. Termina con escamas de sal Maldon, un hilo de aceite de oliva virgen extra y cebollino picado.

TIPS ....

Para cada tipo de ejercicio, cuece la pasta de manera diferente. Siempre aconsejo dejarla «al dente» porque mis actividades son de larga duración. Cocida así, puede que la pasta se digiera algo peor, pero su índice glucémico es más bajo y la reserva de hidratos de carbono va a ser más estable y duradera a lo largo del tiempo. Una pasta excesivamente cocida proporciona azúcar en sangre de manera más rápida, preferible por tanto para ejercicios de fuerza y poca duración.

No descartes la pasta integral, bien como alternativa a la blanca en este plato, bien como consumo frecuente. Tiene similar contenido de carbohidratos y calorías, pero la pasta integral es mucho más rica en fibra y otros nutrientes. Ya sabes que tienes mil formas de preparar un buen plato de pasta, algunas tan sencillas como un simple chorro de aceite. Y olvídate del mito de no cenarlas, aunque eso sí, de forma ocasional y complementada con otra buena fuente de proteína.

Si quieres que el puré de ajo no te repita, primero blanquea los ajos llevándolos tres veces a ebullición partiendo de agua fría. Puedes conservarlos así bañados en aceite para otros usos.

Presa ibérica con piña
a los anisados

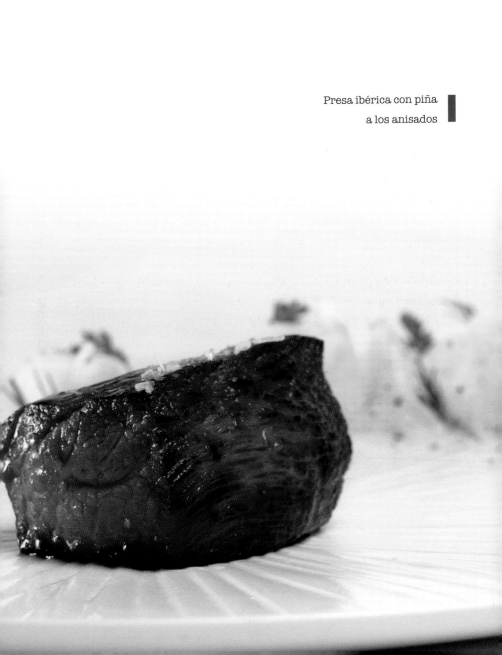

Presa ibérica con piña a los anisados

VALOR NUTRICIONAL POR RACIÓN:
Calorías: 417
Proteínas: 37,9 g
Hidratos de carbono: 14,8 g
Grasas: 13,1 g

INGREDIENTES PARA 4 PERSONAS
Presa ibérica 800 g
Piña 1 unidad

Otros
Jugo de carne Medio litro
Mantequilla Una nuez
Jengibre Una pizca
Estragón Un ramillete
Menta Varias hojas
Hinojo Un ramillete
Eneldo fresco Varias hojas
Anís molido Una pizca

ELABORACIÓN..
Corta los extremos de la piña, pélala y córtala en 4 trozos quitando el corazón. Lamínala a lo largo en tiras de unos 0,5 milímetros de grosor. Deja la mitad sobre papel secante hasta el momento de su utilización. La otra mitad pásala por la sartén con el fondo untado en mantequilla. En otra sartén, dora la presa ibérica por todos los lados, dejándola en su punto con el centro rojo. Por último, pon a reducir el jugo de carne hasta la mitad con una pizca de jengibre.

ACABADO Y PRESENTACIÓN ....
Trincha la presa ibérica en partes iguales y distribúyela en cada plato. Coloca alrededor de la carne parte de las láminas de piña

natural y las que hemos salteado, intercalando unas con otras. Utiliza el mix de hierbas para dar color sobre la piña y espolvorea sobre el conjunto el anís en polvo. Para terminar, salsea el plato con la reducción de jugo.

TIPS ....

La presa es uno de los cortes más sabrosos del cerdo ibérico, gracias a la grasa intramuscular que la hace especialmente agradable y delicada al paladar. No es que se pueda abusar de ella, pero no te preocupes porque es grasa de calidad, aunque, eso sí, evita cocinarla en exceso para no alterar sus propiedades.

La presa a la plancha combinada con la digestiva piña es probablemente la forma más fácil de cocinarla. Experimenta también con combinaciones de sabores internacionales, por ejemplo, después de marcarla bien a la plancha, córtala en tiras muy finitas y déjala macerar durante tres o cuatro horas en salsa de soja. ¡Está buenísima! Te lo recomiendo.

Soy un verdadero fanático de la carne de cerdo y de todos sus derivados, pero reconozco que lo he ido dejando de lado a medida que me he ido preocupando más por el entrenamiento. De consumirlo, es preferible el cerdo ibérico, porque sus propiedades son más saludables que el cerdo blanco, ya que presenta menos grasas saturadas y menor nivel de ácidos grasos poliinsaturados. Así que: ¡sí a la carne de cerdo, pero ibérico!

Carpaccio de salmón marinado en remolacha

VALOR NUTRICIONAL POR RACIÓN:
Calorías: 658
Proteínas: 20,2 g
Hidratos de carbono: 2,87 g
Grasas: 62,8 g

INGREDIENTES PARA 4 PERSONAS
Para el salmón marinado
Salmón ahumado 600 g
Agua de remolacha 1,5 l

Para la vinagreta de remolacha
Remolacha cocida 2 unidades
Aceite de oliva virgen extra 200 ml
Vinagre de grosellas 70 ml

Para la *mousse* de queso
Nata 250 g
Parmesano rallado 70 g
Sal
Pimienta blanca

Otros
Grosellas
Pistacho triturado
Hojas tiernas de escarola
Alcaparras
Bastones de manzana Grand Smith

ELABORACIÓN..
Del salmón marinado:
En un recipiente, coloca la pieza entera de salmón y cúbrela con

Carpaccio de salmón marinado
en remolacha

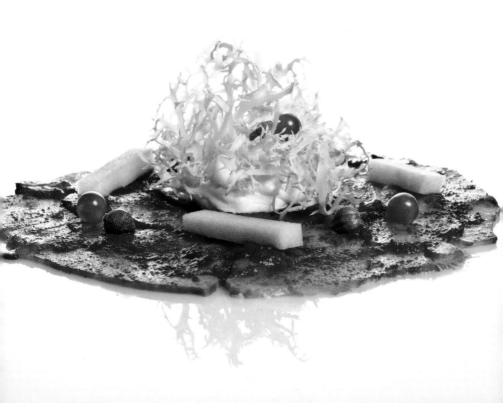

el agua de remolacha. Deja el salmón marinando durante 4 horas, escúrrelo y sécalo a conciencia. Con ayuda de papel film, haz un rulo de salmón que quede bien apretado. Congela y reserva.

De la *mousse* de queso parmesano:

En un cazo alto añade la nata hasta que comience a hervir, incorpora el queso parmesano rallado removiendo para que no se queme. Quita del fuego y deja reposar durante una hora. Después de colar, guárdalo en el frigorífico durante un mínimo de 12 horas. Poco antes de la preparación levanta la *mousse* con ayuda de una varilla de cocina y salpimienta al gusto.

De la vinagreta:

En un bol añade todos los ingredientes, emulsiona, rectifica de sal y reserva.

ACABADO Y PRESENTACIÓN ....
Saca con previsión el rulo de salmón del congelador para que esté semidescongelado en el momento de cortarlo. Haz láminas finas y disponlas haciendo un círculo en la superficie del fondo del plato. Barniza el carpaccio de salmón con la vinagreta de remolacha ayudándote de una brocha de silicona. Coloca por encima varias grosellas, el pistacho triturado, algunas alcaparras y varios bastones de manzana Grand Smith, dejando la zona central del carpaccio para el otro gran protagonista del plato: la *quenelle* de *mousse* de queso parmesano, remátala poniendo un *bouquet* o ramillete de escarola tierna.

TIPS ....
Como último plato principal del día, buscas bajo aporte de hidratos de carbono, y para compensar tienes la vinagreta junto con la nata, como principales fuentes de calorías de este plato. Así que puedes repetir, pero solo de salmón, que ya es suficientemente sabroso gracias al marinado de remolacha.

También podrías darte el gustazo de cenar un sabroso pero equilibrado bocadillo: utiliza pan de pita, de los más bajos en hidratos, pero con alto contenido en salvado de avena y trigo integral, y dentro, añade salmón a voluntad.

Puedes convertir la *mousse* de parmesano en un pequeño aperitivo si lo «untas» sobre un tomate cherry partido por la mitad y lo adornas simplemente con unas gotas de aceite de oliva variedad arbequina.

Lubina con emulsión de tomate y puré de hinojo

VALOR NUTRICIONAL POR RACIÓN:
Calorías: 700
Proteínas: 42,1 g
Hidratos de carbono: 6,0 g
Grasas: 45 g

INGREDIENTES PARA 4 PERSONAS
Lomo de lubina 1 kg

Para el puré de hinojo
Zanahoria 125 g
Semillas de cilantro 5 g
Hinojo 250 g
Mantequilla 250 g

Para el puré de tomate
Tomate rojo 500 g
Pimienta de cayena 1 unidad
Aceite de oliva 50 ml

Otros
Ajetes 4 unidades
Sal Maldon Una pizca
Aceite de oliva virgen extra para decoración

ELABORACIÓN...

De la lubina:
Limpia bien el pescado de espinas y escamas y sécalo con papel de cocina. Corta las porciones al gusto, pero no demasiado grandes ni muy pequeñas.

Lubina con emulsión de tomate
y puré de hinojo

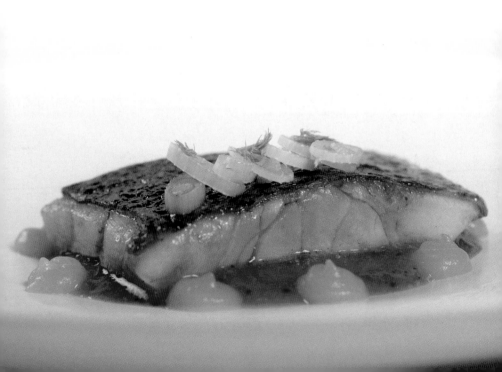

Del puré de tomate:

Pela y quita las pepitas de los tomates. En una cacerola añade aceite de oliva y rehoga la pimienta de cayena cortada en dados. A continuación, añade los tomates y mantenlo a fuego medio alto durante unos 20 minutos hasta que pierda casi toda su agua. Pásalo por un pasapurés, rectifica de sal y reserva hasta su uso.

Del puré de hinojo:

Pela y corta las zanahorias y el hinojo, escáldalo durante 4 minutos y ponlo a escurrir hasta que elimine toda el agua. Coloca la verdura en papel de aluminio junto con la mantequilla y las semillas de cilantro y hornea a 180 °C durante 40 minutos. Tritura en vaso americano, cuélalo y pon el punto de sal.

ACABADO Y PRESENTACIÓN ....

No prepares el pescado hasta que vayas a terminar el plato, porque para disfrutar del sabor de una buena lubina es importantísimo que la comas caliente. Empieza dorándola por la piel y acábala por el otro lado hasta alcanzar el punto deseado, pero sin dejarla cruda. Mientras, vierte varias cucharadas de emulsión de tomate en un plato llano. Sobre esta, coloca la lubina y decora alrededor con puntos de puré de hinojo. Termina con unas rodajas de ajete en crudo, sal Maldon y un hilo de aceite de oliva virgen extra.

TIPS ....

¿Cuántas maneras conoces de hacer una lubina? Infinitas, y una tan sencilla como meterla al horno con un chorro de aceite y sal es deliciosa. Estás arrancando en el deporte y en la cocina saludable, así que hazte con una buena despensa de ingredientes no perecederos y especias. ¡A disfrutar!

Si no pelas ni quitas las semillas al tomate el puré te puede salir demasiado ácido y vas a tener que equilibrarlo con azúcar. Si aun así, el punto de acidez es demasiado alto, aprovecha el dulzor natural de la cabalaza como sustituto del azúcar. Añade unos cuadraditos cuando el tomate esté a medio hacer. Recuerda también que los mejores tomates son los que se compran en plena temporada y que entre sus propiedades se encuentra la de combatir el insomnio, así que no dudes en meterlo también en tu licuadora a cualquier hora del día. ¡Que descanses!

Brocheta de frambuesa, piña y mango

VALOR NUTRICIONAL POR RACIÓN:
Calorías: 212
Proteínas: 12,65 g
Hidratos de carbono: 20,7 g
Grasas: 8,75 g

INGREDIENTES PARA 4 PERSONAS
Para la brocheta
Una piña natural
20 frambuesas
3 mangos

Para la crema de chocolate
Chocolate blanco 100 g
Chocolate negro 100 g
Nata fresca 30 ml
Leche entera 30 ml

ELABORACIÓN..
Limpia y pela la fruta y trocéala en cuadrados de tamaño regular para armar la brocheta al gusto, intercalando los pedazos de fruta.

De la crema de chocolate:
Añade todos los ingredientes en un recipiente adecuado que soporte un baño María. Mézclalos bien mientras se funden y mueve hasta lograr una crema homogénea.

ACABADO Y PRESENTACIÓN ....
No te compliques demasiado, va a lucir en cualquier bandeja o plato donde resalten los colores de la fruta en contraste con la base de chocolate.

Brocheta de frambuesa,
piña y mango

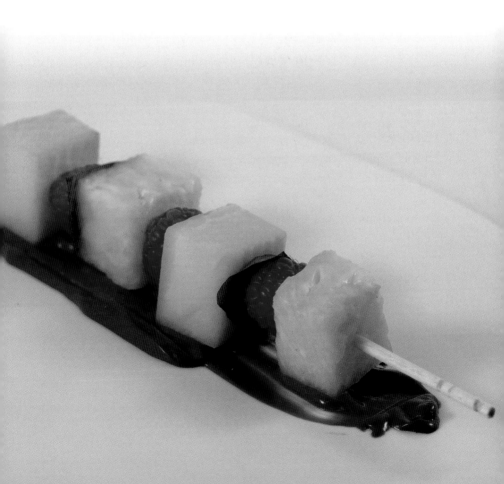

TIPS ....

No te cortes con el chocolate como aperitivo, preferiblemente por la mañana, pero solo si es negro o amargo, el que tiene más de 70 % de cacao. Tiene mucho menos aporte calórico que el blanco, bastante menos azúcar, ayuda a mejorar el flujo sanguíneo y logra un buen control de los niveles de colesterol. 50 gramos de este tipo de chocolate tienen 27 miligramos de cafeína, así que también estimulan y suponen un empujón de energía al cerebro.

Podrías usar otro tipo de fruta para la brocheta, pero cuidado al combinarlas. Si dejas el mango, tienes que evitar las que tienen demasiado azúcar. Si quitas la piña, con bastante porcentaje de carbohidrato de absorción lenta, las mejores alternativas serían el plátano o la manzana. Sea en brocheta o sueltas, te recomiendo que al menos una vez a la semana comas frambuesas: aceleran el cicatrizado de heridas.

Capítulo 2

SUPERANDO LAS AGUJETAS
(Septiembre 2008)

1. Superando las agujetas

2. Entrenamiento «al dente»

3. Menú: Hoy es día de un capricho

4. Recetas:
   Alcachofas con huevo de codorniz
   Gazpacho verde con langostinos
   Tian de cordero con pisto en su jugo
   Tartar de fresa con pistacho y menta
   Niguiri de verdel ahumado sobre berza guisada
   Ensalada de codorniz escabechada
   Salmonetes a la manzanilla

Superando las agujetas

Cuando le dije a Alfonso que al día siguiente volvería aún desconocía lo que me iba a ocurrir. Después de la ducha, el desayuno y la comida llegamos a trabajar a elBulli con la ilusión a tope. Desde Roses al restaurante hay un camino serpenteante entre los acantilados que hicimos en el coche muy a gusto, el problema fue cuando puse los pies en el suelo. Las agujetas me electrizaron. Sentía pinchazos en zonas de mi cuerpo cuya existencia ignoraba desde hacía años. Entré en la cocina con mucho trabajo por delante y me temía lo peor. Así que eché mano del gran truco casero del agua con azúcar. Tomé un vaso y luego otro y otro, sin obtener resultado. A cada hora me parecía más a Robocop que a un ágil chef de cocina de vanguardia.

En elBulli igual que en cualquier restaurante se hace la *mise en place*. Es el trabajo más importante de cualquier restaurante, porque gracias a él se consigue tener todo preparado para que el menú salga a tiempo a la mesa. Solo que en elBulli, al igual que en cualquier restaurante de cocina de vanguardia, hay unas elaboraciones previas mucho más complejas. Tienes que estar muy concentrado, porque estos procesos son muy minuciosos. Aquel día, entre los trabajos de *mise en place* teníamos que limpiar ortiguillas, las anémonas de mar que se suelen ofrecer en fritura en Andalucía. Este es uno de mis ingredientes favoritos y, sinceramente, como más las disfruto es en esa fritura tradicional, crujiente. Sin embargo, en elBulli había que limpiarlas para obtener de ellas únicamente sus filamentos, para después cocerlos durante tres minutos al vapor. Iban acompañadas por sesos de conejo y ostras. Era una propuesta increíble de mar y montaña, innovadora y rompedora, en la que se ofrecía al comensal una combinación inesperada que hacía que su experiencia gastronómica fuera única.

Esta preparación minuciosa previa al servicio también era necesaria para otros ingredientes, como, por ejemplo, las caballas, de las que se sacaba únicamente la ventresca, es decir, la barriga del pescado, que es la parte más jugosa y sabrosa porque en ella se concentra toda la grasa.

Sin embargo, esto es solo un 4 % de la totalidad del pescado. Así que el resto, que es de una calidad excelente, se destinaba a la comida de familia, es decir, de todo el equipo de cocina y sala de elBulli.

Bueno, pues estábamos en este delicado trabajo, en el que la quietud y la concentración son esenciales, pero yo estaba a punto de desfallecer. Me removía en mi lugar y la gente me miraba preocupada preguntándome qué me ocurría. Yo resoplaba contando el tiempo que faltaba para la cena de familia a las seis de la tarde, la que hacíamos todo el equipo antes de que comenzara el servicio, y no tanto por la comida, que también, sino porque al fin podría sentarme.

En la actualidad la cocina de familia está muy mimada, pues a diferencia de hace unos años, cuando los empresarios miraban al milímetro lo que comían sus empleados por cuestiones económicas, hoy se busca que coman bien y de forma equilibrada para que puedan permanecer con esa sonrisa en la boca que tanto agradece el cliente.

En elBulli esta comida era muy esmerada y aquel día disfruté a tope del arroz y de una butifarra con puré de patata. Era una cantidad generosa, porque además de comer bien hay que comer lo suficiente para tener la energía necesaria las horas del servicio. Sin embargo, todo aquel día se me hacía poco. Había corrido solo ocho minutos y tenía la sensación de haber perdido la mitad de mi cuerpo en ello. No recuerdo el postre, pero lo que sí recuerdo es que para terminar la comida tomé un poco más de agua con varias cucharadas de azúcar.

Así que si me pongo a contar, aquel día ingerí el doble de calorías de lo que solía tomar. Y es que la sensación cuando se empieza a hacer deporte es que necesitas comer mucho más. Por eso, cuando se comienza a entrenar normalmente se gana peso, en lugar de perderlo. La excusa más oída cuando esto ocurre es que se gana masa muscular, pero esto no es así.

Afortunadamente, cuando comenzó el servicio para la cena en elBulli a las ocho de la noche, todo pasó a segundo plano. Era un momento electrizante y volví a calentar todos los músculos. Eso sí, cuando llegué a la cama, en lugar de caer como un bebé, era tanta la tensión y las agujetas que casi no podía dormir. Para conciliar el sueño, decidí tomar otro vasito de agua con azúcar. Un error tremendo, puesto que es una inyección de energía, pero la ignorancia y el deseo de estar bien nos hace cometer incluso errores peores.

Con el tiempo aprendí que el mejor remedio para no sufrir agujetas es sencillo: seguir haciendo deporte.

Al día siguiente el despertador sonó. Me levanté como un resorte, eufórico, pero con la sensación de apenas haber dormido un par de horas. La noche anterior había acordado con Alfonso un cambio que seguro me haría sentir mejor. Él saldría media hora antes a correr y yo me uniría después para así terminar juntos.

Tenía toda la ropa preparada y me vestí directamente sentado en la cama. Notaba, sin embargo, que las agujetas, pese a las ingentes cantidades de azúcar, persistían. Tras atarme los cordones de las zapatillas, doblé las rodillas y tomé el impulso necesario para ponerme en pie. Un alarido salió de lo más profundo de mi ser. Me desplomé de nuevo en la cama, hundí la cabeza y me dije a mí mismo que no podía. Me desaté como pude los cordones de las zapatillas y me eché atrás en la cama. Estaba jodido, muy jodido. Pero ese sentido del deber que siempre he tenido, junto con la dignidad (sabía que si no salía Alfonso iba a reírse de mí durante semanas), me hicieron volver a ponerme las zapatillas y salí decidido a comerme el paseo marítimo, diciéndome a mí mismo: «Venga, tú puedes.» Es más, me visualizaba como el protagonista de un anuncio televisivo y me repetía: «Just do it» o sea, hazlo y ya está. Pero claro, tenía mis dudas de poder aguantar los ocho minutos.

Después de hacer los estiramientos, vi venir a Alfonso. ¡Qué tío! Los músculos se le marcaban bajo la camisa negra de material técnico que utilizaba para correr. Yo, con mis zapatillas, mi bañador y mi camiseta de algodón de Popeye, me lancé a su lado y comencé a unir una zancada tras otras.

El recorrido fue el mismo que el del día anterior, pero al sobrepasar el punto donde un día antes había arrojado la toalla sentí el subidón de comprobar cómo superaba mi propio límite.

Dicho así, parece que hice la maratón del siglo, pero fueron dos minutos más que el día anterior. Podría parecer poca cosa, pero qué importantes fueron aquellos dos minutos, porque la superación en el entrenamiento como en la vida es fundamental. Salir de tu zona de confort para hacer un minuto o dos más.

Fue una carrera de doce minutos, pero en lugar de sufrirlos como el día anterior, los disfruté, porque mi actitud mental fue distinta. Superé todas las buenas excusas para no seguir y me demostré a mí mismo que no solo podía hacerlo sino que además me sentaba de puta madre.

En mi camino de vuelta a Madrid le pedí a Alfonso consejo para saber cómo seguir con esto que había descubierto. Él me dio la clave: «No sigas el camino solo, busca que alguien te guíe. Busca un entrenador personal.»

Ya en Madrid fui a un gimnasio a cinco minutos del Casino y pedí hablar con el director porque quería a un entrenador personal, pero no a uno cualquiera, sino a uno que me motivara. Por mi forma de ser, sabía que iba a dejarme la piel en cualquier proyecto que comenzara, pero también sabía que si no me motivaba lo abandonaría. Así que necesitaba a alguien que me obligara y pedí al entrenador que si no me veía aparecer en dos días me llamara, me buscara o me insultara, pero que esta vez no podía dejarlo.

Era una petición hecha desde el miedo a volver a fracasar. Y tanto el director como el entrenador elegido, aun con cara de sorpresa, me tranquilizaron. Todo iba a salir bien. Lo haríamos poco a poco.

Álex, mi primer entrenador, lo entendió al instante y me dijo que, como la pasta, necesitaba un entrenamiento «al dente»:

ni mucho ni poco, justo en su punto.

Entrenamiento «al dente»

Tenía mucho interés en hacer deporte, perder peso y conseguir quitarme estrés de encima. Mi entrenador lo entendió, y pese a que intuía que podía dar mucho más, sabía que teníamos que ir poco a poco. Ir tomando tono y conseguir que al día siguiente quisiera volver. Para ello me dejaba siempre al final del entrenamiento con un dulce sabor de boca que me hacía repetir cada mañana.

De esta manera no conseguí excusa para no dedicar esta primera parte de mi tiempo a entrenar.

El entrenador sabía que tras los 112 kilos había un gran potencial que no me podía imaginar, pero al principio se centró en mantenerme en movimiento cada día durante tres semanas. Ese era su objetivo, porque ese es el tiempo necesario para que nuestras hormonas empiecen a ser nuestras aliadas, el cuerpo empiece a tomar algo de tono y ya nos quedemos enganchados al placer de entrenar.

A diferencia de lo que muchos creen, el trabajo aeróbico, es decir, el que nos hace consumir más oxígeno, como correr, no es lo más importante cuando se tiene sobrepeso. Es más, puede ser un problema, porque puede generar lesiones u otros contratiempos. Por ello, es importante combinarlo con alguno catabólico, es decir, que permita crear músculo. Pues cuanto más músculo, más grasa quemaremos, porque ellos son los encargados de hacerlo. Por eso el sobrepeso puede incluso llegar a ser tu aliado. Cuando tienes 40 kilos más de los que necesitas, lo mejor es usarlos como «amigos». Por eso hay que fortalecer los músculos en este tipo de entrenamientos iniciales.

Para ello procura realizar un circuito general donde toques todos los músculos del cuerpo. Intercalar cada dos o tres ejercicios, ejercicios con tu propio peso al máximo de tus posibilidades como fondos de pecho, dominadas o sentadillas. Para «recuperarte» realiza un bloque de 5 minutos de algún ejercicio cíclico aeróbico de bajo impacto, como la elíptica o la bicicleta a una intensidad media, lo suficientemente baja para que se recuperen tus músculos pero lo suficientemente alta como para que sientas que tu cuerpo no descansa. Unas 3 vueltas de 6 u 8 ejercicios, a unas 15 o 20 repeticiones con un peso «cómodo» y con una recuperación activa de 5 minutos serán un excelente entrenamiento para comenzar con esa primera acción hacia el cambio.

«La acción más pequeña es mejor
que la intención más grande.»

MENÚ DE ARRANQUE

DESAYUNO...
Café con leche o infusión o cacao soluble
Huevos revueltos con tosta de pan y jamón ibérico
Yogur natural con miel
Zumo de melón, hierbaluisa y limón

ALMUERZO ....
Alcachofas con huevo de codorniz

COMIDA ....
Gazpacho verde con langostinos
Tian de cordero con pisto en su jugo
Tartar de fresa con pistacho y menta

MERIENDA ....

Niguiri de verdel ahumado sobre berza guisada

CENA ....

Ensalada de codorniz escabechada
Salmonetes a la manzanilla
Cornete de helado

COMENTARIO...

Hoy es uno de esos días para permitirse un capricho. Me encanta el helado y en determinados momentos no tengo problemas en tomarlo. Además, es un día especial que me permite introducir algún alimento graso y apetitoso en el menú como el cordero, aunque lo acompaño de espinacas para hacer la ración más equilibrada y digerible. ¡Hoy me ayudará a no sentir que el día se me hace cuesta arriba!

Alcachofas con huevo
de codorniz

VALOR NUTRICIONAL POR RACIÓN:
Calorías: 450
Proteínas: 30,5 g
Hidratos de carbono: 16 g
Grasas: 15,7 g

INGREDIENTES PARA 4 PERSONAS
Para las alcachofas
Alcachofa 12 unidades
Perejil Un par de ramilletes

Para los huevos de codorniz escalfados
Huevos de codorniz 12 unidades
Vinagre de vino blanco 100 ml
Agua ½ litro

Otros
Aceite de oliva virgen extra 250 ml
Pedro Ximénez 100 ml
Huevas de trucha
Sal Maldon

ELABORACIÓN ....
De los fondos de alcachofa:
Limpia y deshoja las alcachofas quitando todo el sobrante. Luego
tornéalas por la parte del tallo hasta llegar al corazón y vacíalas con-
siguiendo una especie de volován. Para conservarlas sin que se oxiden sumérgelas en agua con perejil. Van a ser nuestra base para el
huevo de codorniz, bien escurridas tendrás que freírlas hasta que
queden bien doradas.

Alcachofas con huevo
de codorniz

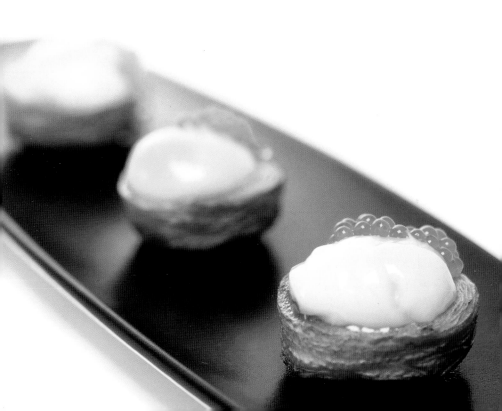

De los huevos de codorniz escalfados:

Lleva a ebullición el agua junto con el vinagre. Es mejor que rompas la cáscara y eches cada huevo desde un recipiente para asegurarte de que no se te rompa la yema. Antes, haz un remolino en el agua hirviendo con una batidora para que queden unos huevos escalfados perfectos, y quita rápidamente con una espumadera los restos de clara que quedan en la superficie. En apenas 10 segundos tendrás la yema en su punto.

ACABADO Y PRESENTACIÓN ....

Mientras calientas el horno (sobre 150 °C) ve haciendo una reducción de Pedro Ximénez (PX). Coloca cada huevo sobre la base de alcachofa e introdúcelas en el horno el tiempo justo para calentar sin que la yema del huevo de codorniz llegue a terminar de cuajar. Distribuye en raciones de tres piezas por plato terminando cada unidad con huevas de trucha en el borde de la alcachofa y decóralo con la reducción de PX y cristales de sal Maldon.

TIPS ....

La alcachofa aparece en muchos de mis menús y es que puedes tomarla cuantas veces quieras porque es el mejor protector natural para el hígado. Aprovecha que hoy nos hemos quedado solo con el corazón y selecciona 20 o 30 de las mejores hojas que te hayan sobrado de limpiarlas, hiérvelas con hojas de menta y guarda esta infusión para tomarla a lo largo del día.

Aunque pequeños, los huevos de codorniz son una potente fuente de proteína y vitamina B_1, con valores muy superiores a los huevos de gallina en hierro y potasio y además no contienen salmonelosis, así que pueden ser perfectos para ese batido «en crudo» ideal para tomar por la mañana si haces deporte.

¿Quieres otra forma divertida de preparar otra receta con los mismos ingredientes? Prueba a montarlo en brocheta. No hace falta que vacíes entonces las alcachofas, sino que las frías. Los huevos, en este caso, se cuecen y se pelan. Monta la brocheta al gusto, sin olvidarte del toque espectacular que aporta la reducción de PX.

Gazpacho verde
con langostinos

VALOR NUTRICIONAL POR RACIÓN:
Calorías: 422
Proteínas: 11,5 g
Hidratos de carbono: 18,4 g
Grasas: 33,2 g

INGREDIENTES PARA 4 PERSONAS

Para el picadillo de verduras
Tomate 2 unidades
Pimiento rojo Una mitad
Pimiento verde Una mitad
Cebolleta 1 unidad
Calabacín Una mitad

Para los langostinos
Langostinos frescos 12 unidades

Para el gazpacho verde
Tomates verdes 1 kg
Pimiento verde 1 unidad
Cebolleta 1 unidad
Pepino 1 unidad
Aceite de oliva virgen extra 150 ml
Vinagre de Jerez 50 ml
Aguacate 1 unidad
Manzana Grand Smith 1 unidad
Zumo de medio limón
Agua 150 ml

Otros
Cebollino

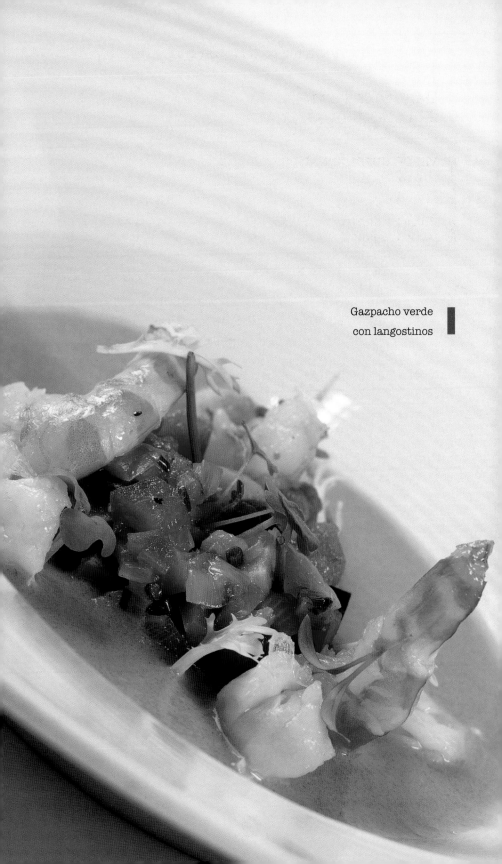

Gazpacho verde
con langostinos

ELABORACIÓN ....

De los langostinos:

Pela los langostinos y quítales la tripa. Cuécelos al punto en agua hirviendo con sal. Retíralos y refréscalos en agua con hielo. Resérvalos hasta montar el plato.

Del picadillo de verduras:

Lávalas bien y pícalas en *brunoise*, es decir, en pequeños dados de 1 o 2 mm de lado. Saltea cada verdura individualmente en una sartén, para poder controlar su punto y dejarlas todas «al dente». Cuando las tengas todas, mézclalas y rectifícalas de sal.

Del gazpacho:

Independientemente de los ingredientes, es un gazpacho más. Verdura y fruta muy bien lavada, despepitada y pelada, que has de triturar bien en un recipiente. Cuela, rectifica de sal y reserva en cámara frigorífica hasta el momento de emplatar.

ACABADO Y PRESENTACIÓN ....

Usa un aro para montar el salteado de verduras, es la manera más sencilla de emplatar, pero si no lo tienes, seguro que se te ocurren mil maneras de hacer una pequeña «montaña» con ellas sobre un plato que tenga cierta profundidad. Sobre ellas, coloca los langostinos y a continuación espolvorea el cebollino recién picado. Cuando lo tengas todo recubre la superficie del plato con el gazpacho verde.

TIPS ....

Si lo prefieres, sustituye los langostinos por rape blanco o rojizo, cortándolo en dados después de cocinado, preferiblemente en frío. Hiérvelo exactamente igual que el langostino, o añádele algunos granos de pimienta negra en el agua de cocción.

Haz el gazpacho verde con la antelación necesaria para que se enfríe lo suficiente, pero no lo tengas demasiado tiempo porque la manzana podría oxidarse y cambiarnos el sabor.

El picadillo de verdura puede convertirse por sí solo en otro capricho más de este mismo día, sustituyendo a las hortalizas que te he propuesto para la cena, o de otro día cualquiera como alternativa a un plato que contenga principalmente verdura. Aliña el picadillo sencillamente con unas gotas de aceite o conviértelo en manjar añadiéndole encima un par de huevos de codorniz por persona.

Aunque veas una cifra relativamente alta de grasa en este menú, proviene principalmente del aceite y del aguacate, con elevados índices de ácido graso monoinsaturado beneficioso para la salud. Se mantiene además la relación grasa-calorías ideal de cada comida principal, nunca más de un 10 % de grasa sobre el total de calorías.

Tian de cordero
con pisto en su jugo

VALOR NUTRICIONAL POR RACIÓN:
Calorías: 446
Proteínas: 23 g
Hidratos de carbono: 10 g
Grasas: 28,6 g

INGREDIENTES PARA 4 PERSONAS
Para el cordero
Lomo de cordero limpio 500 g
Ajo 3 dientes
Aceite de oliva virgen extra 100 ml

Para la guarnición
Espinacas 250 g
Champiñón 300 g
Chalotas 100 g
Albahaca fresca 15 hojas
Tomate rojo de ensalada 500 g
Cebollino 100 g
Azúcar Una cucharada

Para la salsa
Perejil Un ramillete
Aceite de ajo 50 ml
Jugo de cordero 150 ml

ELABORACIÓN...

De la guarnición:

Es un plato en varias capas, así que hay que seguir diferentes procesos individuales que deberás controlar para que a la hora de emplatarlo todo tenga un equilibrio de temperaturas.

Por un lado, sumerge durante 15/20 segundos los tomates en agua

Tian de cordero
con pisto en su jugo ▌

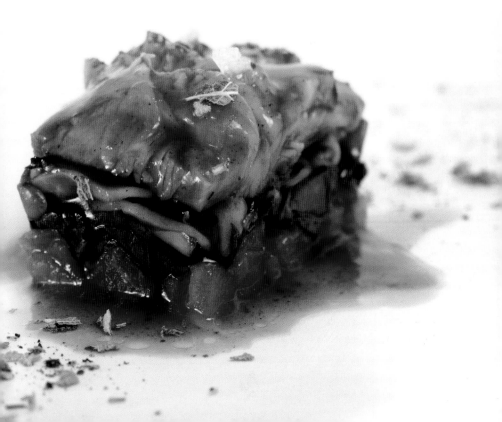

hirviendo con sal. Enfríalos en agua con hielo y sal y luego pélalos, elimina sus semillas y córtalos en gajos regulares de unos 2 milímetros. Saltéalos a fuego vivo junto a las hojas de albahaca cortada en juliana, sal y azúcar al gusto hasta eliminar la acidez del tomate.

Por otro lado, separa el tallo de las espinacas y saltea ligeramente las hojas en una sartén antiadherente y dale su punto de sal.

Finalmente, limpia bien los champiñones y lamínalos muy finos. Pica bien la chalota y rehógala hasta que esté transparente. En ese momento, añade los champiñones durante no más de un minuto, apaga el fuego y añade el cebollino picado también muy fino.

Del cordero:

Dora el lomo entero a fuego bastante vivo, salpimenta, y una vez obtenido el punto deseado, córtalo en láminas.

De la salsa:

Reduce el jugo de cordero hasta obtener la textura deseada y añade en ese momento el aceite de ajo.

ACABADO Y PRESENTACIÓN ....

Frota el centro del plato con un ajo partido por la mitad para transmitir todo el aroma posible. Utiliza un aro o cortapastas para emplatar, desde abajo hacia arriba, las siguientes capas: los tomates, las espinacas y la chalota con los champiñones y el cebollino. Puedes precalentarlo en el horno mientras preparas la salsa y doras el cordero. Por último, termina el plato superponiendo las láminas de cordero de forma ordenada hasta la parte superior del molde, levántalo con cuidado y termina con un toque de salsa y perejil picado por encima.

TIPS ....

Esta elaboración es algo más complicada, y no por el plato en sí, sino por los procesos que conlleva. Espero que no solo disfrutes con el deporte o comiéndotelo, sino también cocinándolo.

No tires los tallos de las espinacas. Popeye tenía razón, fortalece enormemente los músculos y es algo que te va a hacer falta en esta actividad en la que ya estás inmerso. Y además, favorece el tránsito intestinal. Eso sí, úsalas frescas, nunca enlatadas. Puedes cocer ligeramente los tallos dejándolos «al dente» y hacerte una tortilla con claras de huevo como complemento proteico y de hierro con la que saciarás enormemente el apetito.

Puedes jugar con la intensidad del cordero. El recental aporta un sabor más fuerte al plato sobre el resto de los ingredientes, pero tiene más grasa intramuscular que no podrás separar, como en el lechal, en crudo.

Tartar de fresa
con pistacho y menta

VALOR NUTRICIONAL POR RACIÓN:
Calorías: 43,7
Proteínas: 1,2 g
Hidratos de carbono: 2,3 g
Grasas: 2,1 g

INGREDIENTES PARA 4 PERSONAS
Para el *tartar* de fresa
Fresas 20 unidades

Otros
Puré de fresas
Pistacho triturado
Hojas de menta fresca

ELABORACIÓN..

Lava bien las fresas y escúrrelas hasta eliminar totalmente el agua antes de trocearlas. Pícalas en dados de tamaño mediano con no demasiada antelación a la preparación del plato.

ACABADO Y PRESENTACIÓN ....

Haz una base con el puré y añade encima la fresa ya cortada, o mejor mezcla ambos ingredientes para montar el plato para que cada cucharada te resulte todavía más agradable. Hazlo cuidadosamente para evitar romper los dados de fresa. En la foto puedes ver el resto: pistachos troceados al gusto, pero sin excederte, y alguna hoja de menta que combina a la perfección con este cóctel de fruta.

TIPS ....

Si compras el puré de fresas es muy probable que contenga azúcar añadido, tenlo en cuenta, porque es preferible hacerlo tú mismo. A mí me gusta hacer una versión totalmente natural: sencillamente, fresa triturada. Si quisiera potenciar el sabor, podría añadir un poco de agua y cocer durante unos minutos, para luego dejar enfriar hasta consumir. Esta última versión incluso la podrías usar como mermelada sobre una tostada de pan por la mañana.

¿Te atreves a combinar fresas y vinagre? Las comía así en casa de mi madre cuando era niño. En este caso, elimina el puré y prepara el plato por la mañana para que las fresas hayan macerado y suelten su propio jugo. Bastan unas gotas de vinagre común y, eso sí, se agradece un poco de azúcar, nada que en un día para caprichos no te puedas permitir.

Con cien gramos de fresa al día habrás ingerido la cantidad diaria recomendada de vitamina C. De marzo a julio, en plena temporada, aprovecha de esta fruta «todoterreno».

Tartar de fresa
con pistacho y menta

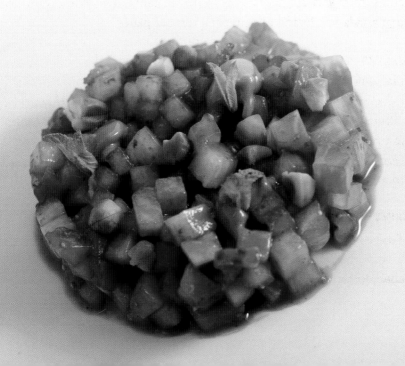

Niguiri de verdel ahumado sobre berza guisada

VALOR NUTRICIONAL POR RACIÓN:
Calorías: 178
Proteínas: 15,9 g
Hidratos de carbono: 6 g
Grasas: 9,3 g

INGREDIENTES PARA 4 PERSONAS
Para el caldo de verdura ahumado
Cebolleta 200 g
Zanahoria 100 g
Puerro 150 g
Apionabo 50 g
Sal ahumada 10 g
Agua 500 ml

Para el verdel ahumado
Verdel 400 g
Caldo de verduras ahumado 150 ml

Para la berza
Berza 100 g
Aceite de oliva virgen extra Una cucharada sopera

Otros
Wassabi en pasta 1 g
Pistachos verdes 5 g
Sal Maldon Una pizca, para adorno

ELABORACIÓN...
Del caldo de verduras ahumado:
Lava, pela las verduras y córtalas en paisana antes de añadirlas a una marmita u olla mediana junto con el agua. Cuécelas durante 90

Niguiri de verdel ahumado
sobre berza guisada

minutos espumando continuamente. Cuela antes de poner a punto de ahumado con la sal y reserva para su uso.

Del verdel ahumado:
Limpia debidamente el pescado eliminando aletas y vísceras, abre y elimina también todas las espinas de ambos lomos. Corta en rectángulos de 6 × 2 cm más o menos y cuece al vapor del caldo de verdura ahumado durante un minuto.

De la berza guisada:
Pícala en juliana fina y póchala con aceite de oliva a fuego lento hasta que ablande. Pon a punto de sal y reserva.

ACABADO Y PRESENTACIÓN ....
Coloca en el plato tres cucharadas de berza separadas y pon encima los trozos de verdel ahumado con la piel hacia arriba, como si estuvieras terminando una pieza de sushi. Termínalo añadiendo una pizca de wasabi al gusto sobre la piel del verdel y decóralo con trozos de pistacho verde.

TIPS ....
Estás trabajando con pescado solo ligeramente cocinado y en estos días en los que ya has cogido ritmo en la preparación, no quisiera que abandones: congela muy bien el pescado con anterioridad, como poco, durante 24 horas, para evitar una posible intoxicación por anisakis.

Si estás desarrollando una fuerte actividad muscular, esta tapa te va a venir genial ya que tiene un gran aporte de potasio, además de ser una fuente importante de ácidos grasos Omega 3 saludables para el organismo.

Puedes hacer un poco más de caldo de verdura y reservar una parte sin ahumar, poniéndolo a punto de sal común, para tomártelo bien caliente si ha sido uno de esos días que ha tocado entrenar con frío. Elige tú el momento del día en que te apetezca, hidratarás el cuerpo con una buena fuente de vitaminas cien por cien naturales.

Este plato se ha preparado para que lo disfrutes sentado, en la mesa, tómate tu tiempo. Así es como a mí me gusta que comas y cenes todos los días del año, degustando y masticando muy bien los alimentos. Pero también lo puedes preparar como en la foto, sobre tosta, si es de esos días en los que te apetece picar de pie, hidratándote, por ejemplo, con tu cerveza sin alcohol preferida. ¡Disfruta el capricho!

Ensalada de codorniz escabechada

VALOR NUTRICIONAL POR RACIÓN:
Calorías: 165
Proteínas: 33,5 g
Hidratos de carbono: 4,2 g
Grasas: 4 g

INGREDIENTES PARA 4 PERSONAS

Codornices 4 unidades

Cebolla 2 unidades

Zanahoria 3 unidades

Ajos 5 dientes

Hojas de laurel 3 unidades

Pimienta 10 granos

Tomillo Un ramillete

Vino blanco 200 ml

Vinagre 75 ml

Agua 100 ml

Aceite de oliva virgen extra 80 ml

ELABORACIÓN...

De las codornices:
Quita muy bien las vísceras, limpia el resto de la carne y resérvala.

Del escabechado:
En una sartén a fuego fuerte dora las codornices. En ese mismo aceite, rehoga la cebolla picada y los ajos enteros. Añade laurel y tomillo, remueve suavemente e incorpora las codornices. Inme-

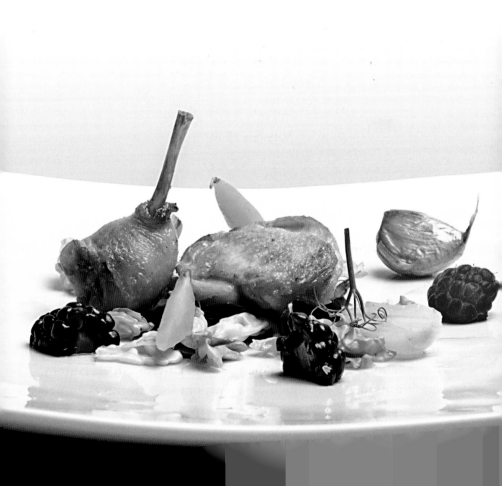

diatamente después, añade el vinagre, el vino, el agua, la pimienta, la sal, el tomillo y las zanahorias peladas y cortadas en rodajas. Las codornices deben quedar cubiertas totalmente. En caso contrario, completa con algo más de agua, vinagre y vino en las proporciones correctas. Tapa y deja cocer durante 30 minutos a fuego bajo. Si se va consumiendo en exceso el líquido durante la cocción, completa exclusivamente con agua. Deja primero enfriar y luego desmiga la carne de las codornices, con la excepción de los muslos.

ACABADO Y PRESENTACIÓN ....
Es uno de esos platos en los que puedes dar rienda suelta a tu imaginación. Para los muslos, por ejemplo, te propongo que los acompañes de unas zanahorias baby y hojas de col cocidas al punto junto con unas moras, o de unas chalotas confitadas al vinagre de Módena, servidas en caliente contrastando con la carne de las codornices templada a temperatura ambiente.

TIPS ....
El escabeche te sabrá mucho mejor de un día para otro. Además, es una manera de conservar la carne cocinada durante más tiempo siempre que lo mantengas en la nevera y las codornices estén debidamente cubiertas.

Si ha sido un duro día de entrenamiento, toca recuperar sales minerales. Deja de lado hoy complementos y bebidas energéticas y pásate a lo natural: las endivias son una de las mejores fuentes donde podrás encontrarlas. Puedes montar sobre sus hojas la carne de las codornices desmigada y aprovechar como aliño el propio escabeche.

Entre las carnes, la perdiz o el conejo, en ambos casos con muy bajos valores de grasa, también admiten muy bien cocinarlos en escabeche. Si prefieres pescado, la sardina o la caballa te van a proporcionar una combinación de sabores exquisita. La elaboración e ingredientes es en ambos casos la misma que para las codornices.

Salmonetes
a la manzanilla

VALOR NUTRICIONAL POR RACIÓN:
Calorías: 230
Proteínas: 17,8 g
Hidratos de carbono: 4,3 g
Grasas: 6,9 g

INGREDIENTES PARA 4 PERSONAS
Salmonetes medianos 4 piezas

Para la crema de guisantes
Guisantes 250 g
Jamón ibérico de bellota Un par de lonchas
Ajo 1 diente
Cebolleta 25 g
Aceite de oliva virgen extra 2 cucharadas
Sal fina Una pizca
Vino manzanilla 50 ml

Otros
Judías 40 g
Tirabeques 40 g
Pasta de regaliz
Aceite de jengibre Un par de cucharadas
Nueces de macadamia 30 g
Brotes de guisante 4 flores

ELABORACIÓN..
De los salmonetes:
Empieza desescamando los salmonetes y abriéndolos por la mitad para sacar los lomos, que debes reservar bañados en aceite después de quitarles todas las espinas, que te servirán para hacer un *rostit* de salmonetes. Suena algo difícil, pero no te preocupes, porque solo tienes que dorar todas las espinas centrales por ambos lados y aña-

Salmonetes
a la manzanilla

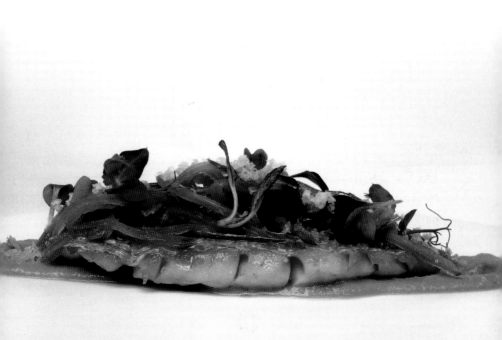

dir ¾ partes del vino manzanilla para desglasar y potenciar así el sabor del caldo que estamos preparando. Llévalo a ebullición un par de minutos, incorpora el agua y deja cocer otros 15 minutos. Desespuma y, ya fuera del fuego, añade el vino manzanilla restante y tapa para infusionar. Cuélalo y resérvalo.

De la crema de guisantes:

Pica el ajo y dóralo partiendo de aceite templado. Añade la cebolleta picada hasta que quede transparente y luego el jamón en dados pequeños durante un minuto. Incorpora a continuación los guisantes y rehoga moviendo constantemente durante unos 10 minutos. Cuando tengas los guisantes en su punto, métalo todo en un vaso americano junto con un poco de caldo de *rostit* de salmonete y tritura hasta lograr una crema fina y homogénea. Rectifica de sal, cuélalo y resérvalo.

ACABADO Y PRESENTACIÓN ....

En una sartén antiadherente, con el fondo cubierto con un par de cucharadas de aceite, dora los salmonetes, primero por la parte de la piel, hasta conseguir el punto deseado. Mientras, corta la judía y el tirabeque en juliana muy fina y resérvalos en agua con hielo. A continuación ya puedes montar el plato. Sobre una base de crema de guisantes pon el salmonete recién salido de la sartén, seguido de una ensalada de judía y tirabeque que aderezaremos con aceite de oliva virgen extra, sal y aceite de jengibre antes de ponerla sobre los salmonetes. Decora el plato con puntos de pasta de regaliz y ralla sobre todo el conjunto del plato nuez de macadamia previamente frita.

TIPS ....

Lo fundamental del plato es el aporte de yodo de este exquisito pescado, que te ayudará a procesar los hidratos, y los beneficios de productos como los guisantes, muy rico, en calcio y magnesio, la judía o el tirabeque, sobre todo cuando estos últimos se consumen en crudo, con todas sus propiedades.

Ya has visto lo fácil que es preparar esta ensalada que acompaña al salmonete, así que si vas muy pillado de tiempo, cuenta con esta sencilla alternativa: salmonete al horno, que prepararás en apenas unos minutos, y una ensalada fría de tirabeques y judías con tu aliño preferido.

Capítulo 3

LA CARRERA PERFECTA
(Septiembre 2008)

1. La carrera perfecta

2. Prever para no quemarse

3. Menú: Antes de la competición

4. Recetas:
   Canelón de aguacate con risotto de maíz
   Ventresca de atún salvaje con tomate y pistachos
   Chapizza de jamón con boletus, tomate y mozzarella
   Arroz pilaf con pollo y limón a las hierbas
   Fardos de calamar con pisto al momento

La carrera perfecta

Llevaba una semana entrenándome y metiéndome a saco en este nuevo mundo que se abría para mí. En mis ratos libres leía sobre los beneficios de correr, y con mis colegas ya no solo quería hablar de cocina, sino de mi nueva afición a correr, que hasta entonces desconocía que varios de mis colegas, compartían.

Fue así como me enteré de que, además de Alfonso, mi segundo de cocina, otros colegas como Paco Patón, el jefe de sala del hotel Urban, y los cocineros José Luis Estevan, Juan Pablo Felipe y Pedro Olmedo corrían juntos. De hecho, iban a apuntarse a la Carrera Perfecta, una carrera popular en Madrid de 10 kilómetros, una distancia típica, pero que no es en absoluto desdeñable y a la que se solían apuntar unas 10.000 personas, lo que tampoco estaba nada mal. Ese año corrían como reclamo los profesionales Martín Fiz, Abel Antón y Chema Martínez. ¡Ahí es nada!

Había empezado a entrenar el 8 de septiembre y la carrera perfecta era el domingo 28 de septiembre. Participar era una locura. Ni mis amigos ni mi entrenador querían que la hiciera. Me decían que no iba a acabarla y que eso podría ser una frustración terrible para mí, tanto como para desmotivarme y no querer volver a entrenar, algo que le ha ocurrido a muchas personas. Pero en mí surtió el efecto contrario: «¿Cómo que no voy a terminar?», me dije a mí mismo.

En ese momento me habló el Javi que llevo dentro de mí. Y es que mi nombre real es Francisco Javier, pero en mi familia me llamaban Javi. En el entorno laboral, sin embargo, unos me llamaban Javi y otros empezaron a llamarme Paco para diferenciarme de otro compañero. Cuando me hicieron jefe de cocina de todos los restaurantes del Casino de Madrid, en el año 2000, Ferran Adrià, que ya trabajaba asesorándonos, me preguntó:

¿Pero cuál quieres que sea tu nombre de guerra: Javier Roncero o Paco Roncero?

Y yo me decanté por Paco, el nombre con el que ahora todo el mundo me conoce.

Sin embargo, «el Javi», el chiquillo cabezota y rebelde, sigue subiéndoseme a la chepa. También en el momento en el que me apunté a hacer aquella locura a dos meses de cumplir 39.

En el gimnasio hacía el entrenamiento que tenía asignado y, después, añadí la preparación para esta carrera. Corría en la cinta 30 minutos, aunque mejor debería decir «me montaba en la cinta», porque combinaba correr, andar, descansar, respirar y utilizar los brazos laterales de la máquina como apoyo. La idea era mantenerme tiempo en movimiento. Cada día intentaba aguantar dos o tres minutos más. Lo importante no era el ritmo, ni la velocidad ni la distancia recorrida, sino la resistencia.

Al cabo de diez días ya corría 45 minutos seguidos. Esto por un lado me animaba, pero por otro me desanimaba porque yo estimaba que la carrera la haría en una hora y quince minutos, así que aún me faltaba resistir 30 minutos más.

Llegó mi último día de entrenamiento en la cinta, dos días antes de la carrera. Mi marca fue 7 kilómetros y medio en 52 minutos. Estaba acojonado. ¿Podría acabar? Mi entrenador me dijo que no me preocupara, que cuando vas a correr una maratón nunca has entrenado 42 kilómetros. Eso sí, me dijo claramente que iba «justo», pero que no me obsesionara, porque en una carrera hay algo muy importante, la motivación de verte rodeado de miles de personas. No obstante, me recomendó que la dosificara, porque ese subidón te hace salir más rápido de lo que puedes sostener. Y me recomendó salir a mi ritmo, tranquilo y con la idea de disfrutar del recorrido.

El sábado por la noche intenté acabar un poco antes de lo habitual en el restaurante. Salí a saludar a los clientes algo antes y a algunos de ellos les conté que iba a participar en una carrera al día siguiente. La acogida fue tan buena, que tuve que contar y explicar esta nueva afición que me llevaba a dormir «pronto». Así que entre una cosa y la otra, llegué incluso más tarde a casa. Coloqué minuciosamente toda la ropa del día siguiente —el dorsal 6.378, los imperdibles, la camiseta de la carrera y mis bermudas—. Una vez todo colocado me metí en la cama a dar vueltas.

Las dudas me comían. No sabía si la energía me llegaría. Había cenado pasta y, por si acaso, había quedado con Paco Patón en el hotel Villarreal para desayunar dos horas antes de la carrera. Zumo de naranja, tortilla, jamón de pavo, yogur, café con leche y un par de cruasanes. Dos kilos más encima, pero la obsesión era tener energía para toda la carrera. ¡Todo un error! Para ir a una carrera tienes que sentirte ligero, y desayunar lo justo, y no darte un atracón, entre otras cosas, porque todo aquello que comas dos horas antes no lo transformas en energía para correr. Lo importante es la cena. Pero bueno, por ahí bien, porque me había metido un buen plato de pasta aquella noche.

El grupo de colegas con los que iba a correr nos encontramos fuera del hotel Villarreal. Allí nos sacamos una foto que aún hoy no me canso de mirar y que luego siempre me ha servido para motivarme en mis días más bajos. Allí estábamos todos con el optimismo por bandera y dispuestos a llegar al punto de salida. Entonces, me dijo José Luis: ¡venga, vamos corriendo hasta El Retiro para calentar!

Aluciné. Ni hablar. En mi cabeza estaba solo la carrera. Si tenía dudas de los 10 kilómetros, ni en broma quería oír hablar de 11. Así que me negué, pero mis colegas salieron y a mí no me quedó otra que trotar con ellos. En aquel momento entrañaba la imagen del *globero*, es decir, el típico que se come el mundo sin caer en la cuenta de que es un aficionado algo despistado.

Llevaba para la carrera la camiseta oficial y no caí en la cuenta de que es mejor llevar la tuya propia, porque eliges una de mejor calidad y con una talla que te queda mejor, y que solo necesitas poner tu dorsal sobre ella. Además, desconocía que lo habitual antes de empezar a correr es calentar unos diez o quince minutos trotando y haciendo *sprints*.

En la salida, en el Paseo de Coches del Retiro, rodeado de gente, no paraba de sonreír y decir lo emocionado que estaba, pero en el fondo me estaba muriendo de miedo. Todas las mariposas del Orinoco estaban revoloteando a la vez en mi estómago lleno.

Pistoletazo y venga para allá. Patón, Alfonso y el resto de mis amigos salieron como balas y los perdí de vista inmediatamente. Yo hice caso a los consejos de mi entrenador y fui tranquilo. Pedro decidió quedarse a mi lado y se unió a nosotros Sonia, una amiga que también estaba empezando a correr.

A la salida del Retiro ya estaba la pancarta del km 1. Fue la primera que sentía que me quitaba de encima y mi contador personal decía: Solo te quedan 9. Seguía corriendo emocionado, pero no veía más que a gente que me pasaba. Cometí otro de los errores del *globero*, salir de los primeros. En una carrera de este tipo, cuando se está comenzando, es mucho mejor salir del medio para atrás.

Desde El Retiro tomamos la calle Alcalá hasta Cibeles, todo en bajada. Seguimos bajando hasta Neptuno por el Paseo del Prado y mi contador personal quitó un nuevo kilómetro: el segundo. Todo sobre ruedas. Dimos la vuelta en dirección nuevamente a Cibeles y tomamos la calle Alcalá para llegar hasta Sol. Un pequeño repecho con el que contaba. Iba a seis minutos el kilómetro, según decía el cronómetro de uno de mis acompañantes de carrera. La cosa iba bien. Mejor que cuando entrenaba.

De la Puerta del Sol tomamos Arenal para llegar hasta el Palacio Real. Los corredores que pasaban a nuestro lado hablaban de la belleza del paisaje y yo, que solo veía el asfalto, pensaba que esos tipos estaban locos. Para mí no era momento de monumentos sino de quitarse kilómetros de encima. Además no entendía por qué en lugar de la pancarta de kilómetro 4, no animaban a la gente diciendo «ya solo le quedan 6 kilómetros para acabar».

Cuando tomamos la calle Bailén y giramos para ir por Mayor hasta Sol, comencé a sentir que no iba tan bien como pensaba. Miraba a Pedro y él corría algo pesado, sin nada de técnica. Pero Sonia iba siempre al mismo ritmo, levantando mucho las piernas. Era como un *motor-cillo Perkins,* como decía mi padre.

Entonces ya les dije que no quería ser un lastre para ellos y que se fueran que yo ya iría tirando. Pero como buenos colegas de carrera, me dijeron que ni hablar. Que seguían conmigo. Estaba totalmente agradecido, porque sentía que los necesitaba.

En el kilómetro cinco (a la mitad de la carrera) nos dieron agua, pero en el bolsillo de mis bermudas llevaba mi arma secreta: un caramelo de cola. Me lo metí en la boca pero ni lo chupaba para que me durara y me diera el subidón de energía que necesitaba para poder terminar.

Y sí, tomar un caramelo da subidón, porque es azúcar puro, pero después de la subida viene la bajada. Por lo que no es nada recomendable, y menos a mitad de carrera. Total que yo seguía con el arma secreta en la boca con la única idea de que todo siguiera pasando. A mi lado pasó un corredor con un carrito y me pareció que estaba loco: no tenía suficiente con su propio peso sino que encima llevaba el del chiquillo.

Mi cabeza intentaba salir del cansancio mirando a los otros a ver si daban signos de fatiga como los que yo tenía. Y, coño, alguno había que parecía que iba peor que yo. Sé que no es lo más ético, pero el travieso de Javi me decía: «Venga hombre, que tampoco vas tan mal como ese.»

Llegamos a Atocha y nos dirigimos a la bella cuesta de Moyano, que ese día me pareció un infierno.

¡Una subida! ¿Ahora?

Les digo a Pedro y a Sonia que no voy a poder y que si tengo que andar, ando. Pero ellos, erre que erre. Que no me dejaban y que fuéramos todos tranquilos a ritmo muy tranquilo. A mitad de la cuesta está el kilómetro ocho y ya empiezas a intuir El Retiro. Las palabras de ánimo de mis amigos entraban llenas de energía en mis oídos, y una vez subida la cuesta, giramos por Alfonso XII, tan reconfortado me sentí que me di cuenta de que ya solo era un suspiro lo que me separaba del final. Así que seguimos y una vez que entramos al Paseo de Coches del Retiro me dejé llevar hasta el final rodeado de gente que nos regalaba ánimos y aplausos.

Pedro, Sonia y yo nos cogimos de la mano para pasar la meta. No solo lo había conseguido, sino que había descubierto una importante motivación: la voz de tus amigos.

1 hora y 6 minutos. Una carrera perfecta.

Prever para no quemarse

La semana previa a una gran cita es determinante, no realmente porque prepararte suponga que vayas a ganar, sino porque de no hacerlo, lo puedes perder todo. En estos días previos el principal enemigo del atleta es la inseguridad. Por ello, debes comenzar con uno de los entrenamientos más importantes, el mental. Este es el momento de entrenar el autocontrol, la concentración, la automotivación y comenzar a dirigir la energía hacia esos pequeños detalles que marcarán la diferencia entre la victoria y la derrota.

Hay que prever todo lo que puede suceder durante esos días para llegar en buena forma física y mental y evitar «quemarnos» en ese gran día. Para ello, aquí van algunos consejos:

No es momento de alimentar nuestra inseguridad haciendo más kilómetros, sino que es tiempo de bajar los estímulos y los volúmenes para que nuestro cuerpo se recupere.

Por difícil que sea, nuestra concentración debe estar centrada en cumplir la planificación previa de nuestro entrenador, o la hecha por ti mismo semanas antes del evento.

Cuida tu alimentación y descanso. Procura no aumentar tu ingesta calórica e incluso disminuirla levemente. Al bajar los volúmenes de entrenamiento, si aumentas tu ingesta podrías hacer variar el peso variando a la vez la relación fuerza/peso y perjudicando al resultado final.

Mima tu cuerpo con sesiones de recuperación. Desde una carrera suave y unos estiramientos hasta una sesión de spa y una buena descarga muscular en manos de un fisioterapeuta.

Analiza tus fortalezas y debilidades junto con el circuito de la carrera y encuentra tu mejor estrategia.

«Prepárate mentalmente para lo peor, pero desea lo mejor.»

MENÚ DEL DÍA ANTES DE LA COMPETICIÓN

DESAYUNO...
Café con leche o infusión
Tostada de pan de centeno con mermelada de tomate
Yogur natural con cereales
Zumo de mango, melocotón y espinacas

ALMUERZO...
Sándwich de salmón, pepinillo y mostaza de eneldo

COMIDA...
Canelón de aguacate con risotto de maíz
Ventresca de atún salvaje con tomate y pistachos
Macedonia de frutas

MERIENDA...
Chapizza de jamón con boletus, tomate y mozzarella

CENA...
Arroz pilaf con pollo y limón a las hierbas
Fardos de calamar con pisto al momento
Cuajada con un chorrito de miel

COMENTARIO...

El día de antes de una competición procuro hacer una sobrecarga de hidratos de carbono a base de pasta y arroz para aumentar las reservas de glucógeno y evitar un bajón de rendimiento durante la prueba. También añado una buena base proteica aprovechándome de las propiedades del atún o el pollo para preservar la musculatura, sin olvidarme de aportes de la fibra que verduras y cereales van a aportarme y, cómo no, de una óptima y concienzuda hidratación.

Canelón de aguacate
con risotto de maíz

VALOR NUTRICIONAL POR RACIÓN:
Calorías: 257
Proteínas: 3,5 g
Hidratos de carbono: 13,9 g
Grasas: 19,7 g

INGREDIENTES PARA 4 PERSONAS
Para el canelón de aguacate
Aguacates 2 unidades
Aceite de oliva virgen extra Una cucharada

Para el risotto de maíz
Mazorcas de maíz baby fresco 30 unidades
Mantequilla 20 g

Para el aceite de cilantro y perejil
Cilantro 15 hojas
Perejil 5 ramilletes
Aceite de oliva virgen extra 50 ml
Sal Una pizca

Otros
Yogur griego
Sal Maldon

ELABORACIÓN..
Del canelón de aguacate:
Pela el aguacate y con la ayuda de un pelador saca láminas de unos 6 cm de largo por 2 cm de ancho. Prepara papel film o similar untado con el aceite y sobre él solapa las láminas unas con otras hasta conseguir una plancha uniforme de entre 12 y 14 cm. Vuelve a tapar con film y resérvalo en frío hasta su uso.

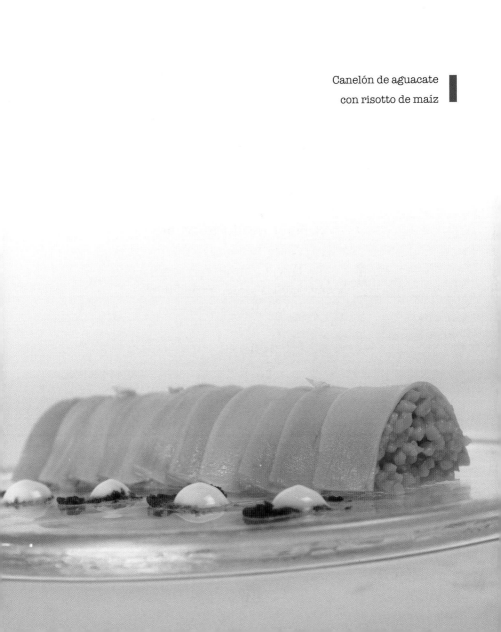

Del risotto de maíz:

Primero desgrana las mazorcas baby, luego rehoga todos los granos en una sartén con una nuez de mantequilla durante 12 minutos aproximadamente. Cuando el grano esté tierno retíralo del fuego y añade otra nuez de mantequilla más y sal al gusto. Resérvalo hasta montar el plato.

Del aceite de cilantro y perejil:

Blanquea las hojas de cilantro y perejil en agua con sal durante solo unos segundos y escúrrelas hasta eliminar toda la humedad que sea posible. Tritúralo con el aceite en la túrmix, rectifícalo de sal y cuélalo. Mira la foto y verás qué fácil va a ser montarlo.

ACABADO Y PRESENTACIÓN ....

Primero, haz con el risotto de maíz una *quenelle* o croqueta que luego sobre el plato podrás trabajar y redondear mejor. A continuación recupera las láminas de aguacate, quita el film protector y cubre la *quenelle*. Tal como la tenías preparada, será como ponerle un techo al risotto. Solo queda quitar la capa exterior de film y decorar el canelón con cristales de sal Maldon. En el lateral, añade varios puntos de aceite de cilantro y perejil, que aporta frescura, junto a unos toques de yogur griego.

TIPS ....

Si eres de los que le tiene miedo al aguacate porque entre sus valores nutricionales puedes encontrar altos valores de grasa, ya puedes ir cambiado de opinión. Y no son pocas las razones. Entre el aporte de grasa del aguacate se encuentran las de gran calidad biológica. Su alto contenido en fibra lo hace más saciante que otros alimentos. Y como deportista que eres, te va a venir de cine para aliviar la inflamación de articulaciones o recuperar cartílagos.

No pretendo que abuses de él, pero sí que contemples el aguacate como una magnífica alternativa a otras frutas como el plátano, especialmente si vas a darte una paliza corriendo, nadando o en bici, donde serán ideales sus hidratos de carbono de liberación lenta.

Son infinitas las maneras en las que puedes preparar el aguacate. Una de ellas es la salsa guacamole. Haz tu preferida para mojar directamente en ella las mazorcas de maíz baby previamente cocidas.

Ventresca de atún salvaje
con tomate y pistachos

VALOR NUTRICIONAL POR RACIÓN:
Calorías: 220
Proteínas: 13,6 g
Hidratos de carbono: 3,5 g
Grasas: 14 g

INGREDIENTES PARA 4 PERSONAS
Ventresca de atún 400 g

Para la ensalada de tomate y pistachos
Tomate maduro 2 unidades
Pistachos 40 g
Menta 4 hojas
Aceite de oliva virgen variedad picudo

Otros
Brotes de hierbas
Vinagre Cabernet Sauvignon
(como alternativa, de Módena o Jerez)
Sal Maldon

ELABORACIÓN..
Encárgale a tu pescadero de confianza una pieza de unos 400 gramos de ventresca de atún sin piel. Esta es la parte más grasa de este pescado y a la que los japoneses denominan «toro». En el momento de prepararla, córtala en raciones iguales.

De la ensalada de tomate y pistachos:
La tienes que hacer un par de horas antes de emplatar, porque todos los ingredientes tienen que quedar bañados en aceite durante ese tiempo. Los tomates van cortados en dados de un centímetro, los pistachos, troceados con la ayuda de un cuchillo y la menta, picada lo más fina posible.

Ventresca de atún salvaje
con tomate y pistachos

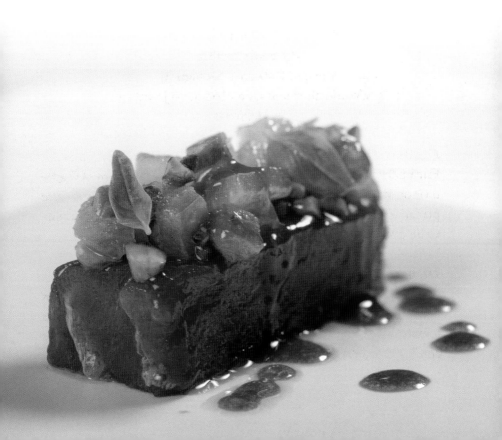

Lava los brotes de hierbas en abundante agua fría y pon a cocer el vinagre hasta reducirlo al 50%.

ACABADO Y PRESENTACIÓN ....
Salpimienta los tacos de atún y cocínalos en una sartén antiadherente por los dos lados, pero dejando el centro bien rojo. Cada pieza será una base, encima de la cual añade una cucharada de la reducción de vinagre y la ensalada de pistachos. Decora con los brotes de hierba y termina el plato aderezando todo con unas gotas de aceite de la propia ensalada, que tendrá impregnado el frescor y aroma de la menta. No te olvides del toque final, los pequeños cristales de sal Maldon.

TIPS ....
El atún fresco es de los pescados azules más consumidos del mundo y de los más ricos en Omega 3, así que ayuda a mantener a raya el colesterol. Posee más proteínas que incluso la carne, pero cuidado si padeces de gota, ya que su alto contenido en purinas es transformado en ácido úrico por nuestro organismo.

Es un producto fantástico para cocinar en casa ya que se puede consumir tanto en crudo como cocinado, haciendo sushis, escabeches, confitados, *tartar*, etc. Para conservarlo mejor y durante más tiempo en la nevera, te propongo que lo raciones y lo envuelvas primero en papel grueso de cocina y luego en film. Y si al cocinarlo pierde su característico tono rojizo y adquiere un color blanquecino es que te han dado bonito, otro gran pescado que podría valer como alternativa.

Lo habitual es encontrar el pistacho tostado, pero también lo puedes comprar fresco o verde repelado. En este caso he preferido usar pistachos verdes repelados que aportan frescura a la ensalada de tomate. Si los metes en agua durante unas horas parecerá que están recién cogidos del árbol.

El aceite de oliva variedad picudo tiene un equilibrio y dulzura inmejorables, con sabores muy ligeros y recuerdos a manzana y almendrados, ideal para cualquier ensalada.

Es una receta muy rica en proteínas y con un gran aporte de grasas «de las buenas», es decir, monoinsaturadas. Si la combinas con un buen plato de pasta tienes una receta ideal para la noche antes de una carrera.

Chapizza de jamón con boletus, tomate y mozzarella

VALOR NUTRICIONAL POR RACIÓN:
Calorías: 470
Proteínas: 37,9 g
Hidratos de carbono: 32,2 g
Grasas: 20,6 g

INGREDIENTES PARA 4 PERSONAS
Barras de chapata 4 unidades
Boletus confitados 150 g
Mozzarella de búfala 200 g
Jamón ibérico 200 g
Tomate rojo 2 unidades
Albahaca 6 hojas

ELABORACIÓN..
Abre el pan de chapata, cada mitad será una ración por persona. Hornea los panes sobre una placa a 180 °C durante 4 minutos, mientras aprovechas para dorar con muy poco aceite láminas gruesas de boletus. Prepara también el tomate, bien lavado, en rodajas finas.

ACABADO Y PRESENTACIÓN ....
Cubre la tosta de pan con las rodajas de tomate, la mozzarella y el boletus e introdúcelo en el horno durante 4 minutos a 180 °C. Termina el plato con lonchas finas de jamón ibérico, varias hojas pequeñas de albahaca y unas gotas de aceite de oliva virgen extra.

TIPS ....
Bienvenido al universo del jamón ibérico. No creo que pueda decirte nada que no sepas, pero te recuerdo que el jamón ibérico no solo se integra perfectamente en una dieta saludable, sino que es enor-

memente beneficioso consumirlo siempre y cuando puedas resistirte a su sabor y lo consumas en proporciones adecuadas.

Las tostas resultan exquisitas y tienes infinidad de combinaciones posibles. Puedes recurrir a ellas aprovechando el día que cocines salmón ahumado o carpaccios, siempre controlando el valor nutritivo de los ingredientes. Juega también a utilizar los diferentes tipos de pan. Esta tosta, por ejemplo, resulta también deliciosa sobre pan de pizza que tan fácilmente se puede elaborar en casa.

La mozzarella tiene gran proporción de agua. Es conveniente precalentar bien el horno antes de meterla ya que en caso contrario podría empapar la tosta. Con el horneado, este singular queso graso también potenciará el sabor.

Puedes convertir la misma tosta de la merienda en una apetitosa cena si añades a la combinación un huevo a la plancha.

Chapizza de jamón con boletus,
tomate y mozzarella

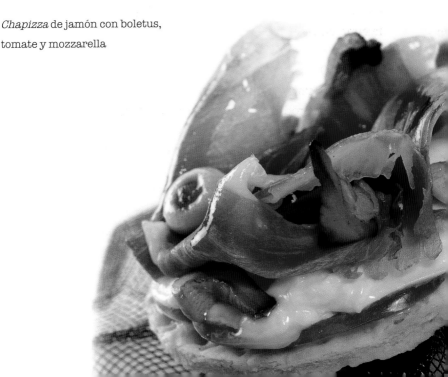

Arroz pilaf con pollo
y limón a las hierbas

VALOR NUTRICIONAL POR RACIÓN:
Calorías: 537
Proteínas: 36,1 g
Hidratos de carbono: 76,2 g
Grasas: 9,3 g

INGREDIENTES PARA 4 PERSONAS

Para el arroz

Arroz Basmati 350 g

Caldo de pollo 750 ml

Manzana Grand Smith 1 unidad

Aceite de oliva virgen extra 3 cucharadas

Ajo 2 dientes

Para el pollo con especias

Pechugas de pollo 4 unidades

Aceite de oliva virgen extra 2 cucharadas

Romero fresco 2 ramas

Tomillo 2 ramas

Limón 1 unidad

Orégano fresco 1 rama

Canela molida 1 cucharada pequeña

Pimienta negra molida Una pizca

Arroz pilaf con pollo
y limón a las hierbas

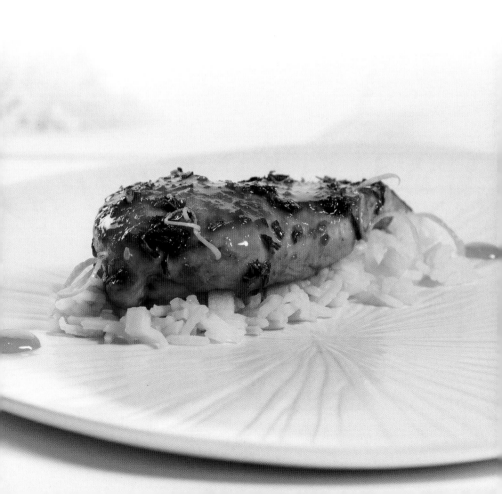

ELABORACIÓN...

Del arroz pilaf:

Calienta el caldo de pollo hasta llevarlo a ebullición, añade el arroz y déjalo cocer durante unos 15 minutos. Escúrrelo bien, reservando parte del agua de cocción, y rehoga el arroz con los ajos picados después de haberlos dorado en el aceite.

Del pollo con especias:

Deshoja las especias, pícalas muy finamente y mézclalas bien unas con otras. Pasa por ellas el pollo hasta que quede bien cubierto de especias y dóralo en una sartén antiadherente con un poco de aceite durante dos o tres minutos por cada lado, según el grosor de la pechuga. Saca el pollo y en el jugo que quede en la sartén añade el caldo de cocción del arroz y el zumo de medio limón. Mantenlo al fuego hasta que reduzca un poco. Utilízalo para glasear el pollo.

ACABADO Y PRESENTACIÓN ....

Haz dados muy pequeños de manzana, mézclalos bien con el arroz salteado y monta una base con la cantidad deseada en cada plato. Coloca el pollo sobre el arroz y gláséalo.

TIPS ....

Esta es una versión muy ligera de arroz tipo pilaf para no quitar protagonismo a la acidez y frescura de la manzana y que al mismo tiempo combine bien con la fuerza de las especias que acompañan al pollo. Si quieres, puedes añadir una nuez grande de mantequilla al agua de cocción.

El arroz basmati es súper aromático y para este plato no hay mejor alternativa, salvo un basmati integral. Te recomiendo que lo pongas en remojo durante media hora antes de cocinarlo y que lo tapes cuando esté cociendo, conservará mejor todos los nutrientes y su peculiar aroma.

Hidratos rápidos o lentos. No hace falta que te diga que el arroz, como la pasta, es también una de las mejores fuentes de hidratos para el deportista. El blanco es preferible para actividades cortas pero intensas, el integral para jornadas más largas.

Fardos de calamar
con pisto al momento

VALOR NUTRICIONAL POR RACIÓN:
Calorías: 176
Proteínas: 20 g
Hidratos de carbono: 7 g
Grasas: 6,5 g

INGREDIENTES PARA 4 PERSONAS
Para los fardos de calamar
Calamar 1,5 kilos
Cebollino 8 unidades

Para el pisto al momento
Tomate Una unidad
Pimiento rojo Una unidad
Calabacín Una mitad
Cebolla Una mitad
Berenjena Una mitad

Para el aceite de ajo y perejil
Ajo 5 dientes
Perejil Un par de ramilletes
Aceite de oliva virgen extra 20 ml, variedad arbequina y picudo

ELABORACIÓN
De los fardos de calamar:
Separa las patas del cuerpo del calamar y limpia muy bien los interiores bajo un chorro de agua fría. Elimina también la piel o telilla oscura que lo recubre, tirando con los dedos hasta eliminarla totalmente, así como la espina o pluma. Luego, corta los calamares longitudinalmente en tiras recortando las puntas para dejar rectángulos lo más perfectos que puedas. Separa en porciones de alrededor de

Fardos de calamar
con pisto al momento

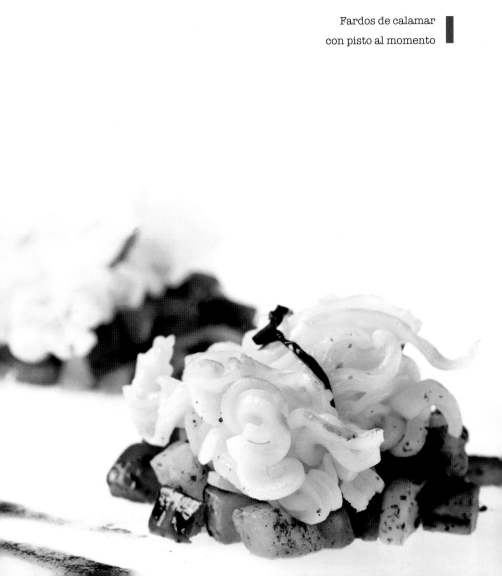

30 gramos cada una y átalas con tiras de cebollino formando fardos. Lo ideal es que formes entre 3 o 4 fardos por persona. Resérvalos en la nevera hasta su uso.

Del pisto al momento:

Prepara la verdura para saltearla cuando vayas a preparar el plato. Los tomates, mejor sin pepita ni piel, cortados en cubos de un centímetro. Haz también dados similares con el calabacín y la berenjena, dejando siempre una cara con piel. Acaba con la cebolla y el pimiento, cortado en trozos regulares.

Del aceite de ajo y perejil:

Blanquea los ajos llevándolos a ebullición tres veces partiendo de agua fría. Escalda el perejil durante pocos segundos y refréscalo con agua fría. A continuación, tritura todo con el aceite en un vaso americano, ponlo a punto de sal y resérvalo.

ACABADO Y PRESENTACIÓN ....
Sazona los fardos de calamar justo antes de cocinarlos, no antes. Sumérgelos en aceite caliente hasta que adquieran un color dorado y resérvalos En ese mismo aceite saltea todas las verduras pero muy brevemente para dejarlas «al dente», añadiendo, mientras se hacen, unas gotas del aceite de ajo y perejil. Comprueba el punto de sal y monta el plato disponiendo primero el pisto y sobre él, los fardos de calamar. Salsea con el aceite de perejil.

TIPS ....
El calamar es muy rico en proteínas de alto valor biológico, contiene minerales como fósforo y sodio, además de una alta cantidad de un aminoácido, la taurina, muy beneficiosa para la salud y que aporta mucha energía.

¿Cuántas recetas diferentes vamos a ver de calamares? Muchas y de muy diversas formas, pero otra vez quiero darte un poco más de trabajo para convertir, sin invertir un tiempo excesivo, un plato sencillo en un delicioso manjar para que también comas con la vista. Una vez más, disfruta cocinado.

El ritmo de vida que llevamos hace que cada vez tengamos menos tiempo para cocinar en casa, y por eso he pensado en hacer esta vez un pisto «al momento». Es muy sencillo, saltea las verduras del pisto tan solo durante apenas un minuto y déjalas muy «al dente», con lo que conservarás todas las vitaminas de las verduras.

El aceite que te propongo hoy es un *coupage* de arbequina y de picudo, ideales para hacer aceites aromatizados, porque el picudo aporta neutralidad y el de arbequina da un toque afrutado que combina muy bien con las verduras y el calamar.

Es una receta ideal para segundo plato, es rica en proteínas y fantástica para buscar definición.

Capítulo 4

PIENSA EN POSITIVO
(Octubre/Noviembre 2008)

1. Piensa en positivo

2. El peor enemigo

3. Menú: Degustación de alta cocina

Piensa en positivo.

El mes de noviembre es especial para los chefs. Es la mejor época para la materia prima, pero también llegan dos momentos importantes para los cocineros españoles. Uno de ellos, el Congreso de San Sebastián, y el otro, el anuncio de las estrellas Michelin.

El Congreso de Gastronomía de San Sebastián es el primero que se hizo en España y uno de los más profesionales. Allí te encuentras con colegas con los que intercambiar ideas. También es el momento de visitar los mejores restaurantes: Mugaritz, de Andoni Luis Aduriz, Martín Berasategui y Akelarre, de Pedro Subijana. El restaurante de Juan Mari Arzak cierra esos días, pero hay otra visita obligada a El Cano para tomar rodaballo y almejas a la parrilla.

Vamos a aprender, a que los colegas nos sorprendan y también a criticar, aunque en plan sano.

La puesta en escena, las presentaciones de los platos, la utilización de los ingredientes, la filosofía que hay detrás de cada creación, etcétera. Todo es importante y compartirlo es necesario. De hecho, gracias a estos congresos la cocina española ha podido evolucionar tanto estos últimos años.

Ese mismo mes fui también ponente en un congreso en São Paulo (Brasil). Los encuentros de cocina fuera de España los vives a tope, porque además de poder compartir con gente de todo el mundo lo que estás haciendo, puedes conocer a compañeros y restaurantes locales que pueden ofrecerte una nueva visión de la gastronomía. Aquel viaje me ilusionaba y, a la vez, me asustaba, porque yo quería seguir mi dieta, pero mi trabajo me obligaba a probar de todo. Estaba entre la espada y la pared.

Decidí compensar una cosa con la otra y cada mañana iba al gimnasio del hotel a hacer pesas y a correr en la cinta. Con mis 108 kilos, mi camiseta de algodón y mis bermudas me encaramaba a la cinta. Se apuntó al plan otro cocinero amigo, Francis Paniego, cuya cinta no sufría ni un tercio de lo que lo hacía la mía. Pero yo estaba feliz porque me sentía en el buen camino. Había bajado 4 kilos, había hecho una carrera de 10 kilómetros y, pese a estar de viaje, continuaba respetando mi rutina de entrenamiento.

Mis problemas comenzaban, sin embargo, en el desayuno. Con un hambre tremenda me veía ante un bufé espectacular con salchichas, cruasanes, panes, mantequilla, quesos, huevos, embutidos... y yo con el plato en la mano sin saber qué demonios comer. En aquel momento estaba aún tan ciego que no veía ni las frutas ni el yogur, que son deliciosas para comenzar el día y con las que consigues mantener una dieta equilibrada.

El caso es que padecer esta angustia me valió para tomar una decisión que me ha acompañado hasta hoy: Solo comeré lo que realmente merezca la pena. Es decir, comeré cruasanes cuando sean artesanos y excepcionales, pero para comer bollería industrial es mejor tomar cualquier otro alimento que sepa y siente mucho mejor a la salud.

En ocasiones, vas a un lugar en el que todo está bueno y es calidad, como podría ser el menú de un restaurante de alta cocina. Para esas circunstancias, me propuse la excepción del «capricho».

En La Terraza del Casino de Madrid, cada mes cambiamos este menú de degustación que está compuesto por 25 platos. Cuando comes a la carta pruebas dos o como mucho tres platos, pero con nuestra propuesta tienes la oportunidad de entender en esa veintena de pequeños bocados lo que el cocinero quiere transmitir.

En este tipo de menús retamos a nuestros comensales a que prueben nuevos productos y experimenten con nuevos aromas, sabores, texturas y combinaciones. Por ejemplo, ¿a quién se le ocurriría probar unas fresas con helado de queso parmesano? ¡Pues están fantásticas! Además, si te cuento que el helado de queso está en el corazón de la fresa y que para ello hemos triturado la fresa y la hemos reconstruido en un molde...

Estar en los fogones no es solo cocinar, sino también transmitir quién soy y cómo pienso. Con mis platos comparto mi forma de entender la vida y mi estado de ánimo en cada momento. Crear platos con esta filosofía requiere mucho trabajo y esfuerzo, es una carrera de fondo.

El mes de octubre de 2008 yo tenía mucho que contar en nuestro nuevo menú. Sentía que algo estaba cambiando dentro de mí y se me ocurrió revisar la tradición culinaria para hacerla caminar hacia la modernidad, aligerándola y haciéndola mucho más saludable.

Basándome en estos principios convertí el tradicional guiso asturiano de fabes con almejas en una moderna tapa hecha con la técnica de la esferificación. Para ello, tras cocer las fabes, las triturábamos y las reconstruíamos en un molde de silicona con el aspecto de la legumbre, aunque con un interior líquido que al contacto con el paladar se abría para dejar la intensidad del aroma y del sabor pero con una textura ligera y elegante. Era un trampantojo, pues a los ojos del cliente el plato tenía la apariencia de una fabada, pero en la boca descubrían la agradable sorpresa del cambio interior, el mismo que se estaba produciendo en mí.

Yo seguía con las pesas y la cinta y aunque cuando me miraba al espejo físicamente apenas había cambio, la transformación se estaba produciendo. Como en la cocina, los cambios son lentos pero decisivos.

En el Taller, donde investigamos los platos que luego llevamos al restaurante, trabajaba en aquella época Adam Melonas, un chaval australiano que parecía un armario ropero. Dos metros de alto y todo músculo. Un chef muy deportista, que solo hablaba su lengua materna, pero al que entendía a la perfección, pese a que mi nivel de inglés era, se podría decir, «de defensa propia». Tanto nos entendimos que se empezó a venir conmigo al gimnasio antes del trabajo y esto fue todo un impulso más para no dejar mi rutina de entrenamiento.

En el deporte y en la cocina, el trabajo en equipo es lo que más me gusta. En el Taller investigo junto con tres de mis cocineros el tipo de menú que serviremos en el restaurante. Tenemos que estudiar en profundidad todos los detalles, no solo de creatividad, sino también de eficiencia. Por ejemplo, el formato del menú. Si se ofrece en forma de tapa, *snack* o cóctel o si incluimos en él un prepostre o dos postres. Nos comemos la cabeza hasta con la despedida del comensal, pues el café, té o infusión la acompañamos con los *petit fours* o *mignardises*, unos pequeños bocados de pastelería y confitería, que en mi restaurante llamo «pequeñas locuras».

Mi temporada favorita para crear en la cocina es la del otoño, por la gran cantidad de productos que ofrece y que me inspiran. Entre octubre y noviembre comienza la temporada de caza y llega la trufa negra, o *tuber melanosporum* o la trufa blanca, procedente de Alba en Italia. También es el momento de las setas (¡cómo disfruto con un plato tan simple como las setas con huevo escalfado!), de verduras como las alcachofas, la lombarda y los cardos, y de frutas como las mandarinas, las naranjas, la granada y, mi preferida, la chirimoya.

En estos meses de octubre y noviembre de 2008, los clientes que visitaron La Terraza del Casino pudieron probar un menú que comenzábamos con un cóctel de mojito nitro (el mágico humo que desprende convertía la sala en un lugar mágico de Harry Potter). Lo acompañábamos de unos *snacks* juguetones como la mantequilla de aceite de oliva con una mini tosta de pan y diferentes tipos de sal.

Esta mantequilla estaba hecha únicamente de aceite de oliva y fue uno de esos platos que me obsesionó porque me daba mucha rabia tener que desterrar de mi dieta el pan con mantequilla. Así que le di vueltas hasta que caí en que lo genial sería el sabor del aceite de oliva con la textura de la mantequilla para extender en el pan. Y eso fue lo que conseguimos después de mucho trabajo en el Taller.

El menú continuaba con un Corte de *foie gras* con pan de especias, *Moshi* de queso de cabra con membrillo, *Dumpling* de coquinas, Minizanahorias crujientes, Pétalos de pasión, Flor de caza (cacao con paté de caza) y Fresas con queso parmesano.

Después de este despliegue de entrantes, ofrecíamos los platos que llamamos «tapiplatos» porque son una mezcla entre tapa y plato principal.

En este segundo acto comenzábamos con el Pulpo pop a la gallega (una versión del pulpo a la gallega tradicional pero en forma de piruleta), Queso parmesano de aceite de oliva (al queso le extraíamos la grasa y lo reconstruíamos con aceite de oliva), Canelón gratinado en piel de leche con trufas y setas, Tarta de boletus con cebolla al Oporto. Le seguía el *Chopsuey* de almejas con mantequilla, tomillo y limón, el Lenguado a la *Meunière* a nuestra manera y, por último, Pato azulón con manzana *cru* al Cassis y puré de trufa.

Tras estos platos, venía el prepostre, es decir, el puente de paso entre el salado y el dulce, en el que buscábamos matices refrescantes. En esta temporada hacíamos Helado nitro de mandarinas delante del cliente, en la misma sala, utilizando el nitrógeno líquido para su elaboración. Finalmente el postre que ofrecíamos lo llamábamos Vino y rosas. Con el café o el té, proponíamos un surtido de dulces de chocolate, «Pequeñas locuras», en los que combinábamos texturas y aromas.

Con este menú no había quien se quedara con hambre, y aunque intentaba que fuera equilibrado, admito que también era abundante. Además, cada plato o acto del menú lo combinábamos con una bebida que lo realzara, seleccionada por nuestra sumiller María José, que además es una esgrimista de primera. Esta combinación había que estudiarla y trabajarla, tanto como el resto de los detalles de la elaboración, desde de donde procede la materia prima hasta cómo se sirve en la mesa y cuál es el efecto que queríamos crear en el comensal.

Por eso, aunque parezca un trabajo fácil, crear menús de degustación es un trabajo de fondo como el entrenamiento. Hay que ir poco a poco. El espectador, sin embargo, no ve este proceso, sino solo el resultado final de la competición.

Lo mismo se puede aplicar a otra carrera, la de las estrellas Michelin. En octubre de 2008 el restaurante de La Terraza del Casino tenía una estrella. Para mí las estrellas son un «premio» al trabajo de todo el equipo, pero no de un día, sino del «día a día». Tienen gran relevancia internacional y esto hace que como cocinero sea un gran reconocimiento, tanto obtenerlas como mantenerlas. Y es que las estrellas te las conceden, pero también te las pueden quitar. Aquel año, el restaurante de La Terraza del Casino de Madrid tenía una.

Como todos los años, durante el mes de octubre se hacen quinielas de a quién le pueden dar las tres estrellas, lo más preciado, pero también las dos. Y, claro, la gente se inspira para sus conjeturas en los restaurantes que ya estamos galardonados.

Muchas quinielas nos incluían y es que coincidía que la presentación de la nueva guía se iba a hacer en el Casino de Madrid. Además, acabábamos de reformar la sala del restaurante y nuestra cocina se estaba diferenciando cada vez más, tomando su propia personalidad.

Cuando llegó el día estábamos todos hechos un flan, pero como cada mañana me fui al gimnasio. Allí sentí lo mismo que antes de la Carrera Perfecta, un enjambre de mariposas en el estómago. Cuando llegué al restaurante y me puse manos a la obra, se me pasó con el subidón de adrenalina. Los responsables de la guía Michelin junto con una selección de periodistas estaban ya sentados a la mesa. Comenzamos el servicio, mientras los responsables explicaban los cambios. Desde luego, yo no estaba en esa comida, sino en la cocina, pero los camareros tenían el oído pegado a ver si nos anunciaban, pero ese año la guía demostró la cicatería que se le suele criticar con respecto a España porque no galardonó a ningún nuevo restaurante con las dos o tres estrellas.

Ciertamente, esto me desilusionó, pero en lugar de escuchar los susurros negativos, seguí en mi servicio, como en mi carrera, pensando en positivo. Ese año no la había conseguido, pero ya vendría el próximo. Y me dije a mí mismo que había que seguir trabajando y entrenando, porque todo era…

«una carrera de fondo».

El peor enemigo

Correr es un deporte de resistencia o «fondo», así que el entrenamiento a una intensidad baja o media es lo que prevalece en el entrenamiento. Lo que muy pocos saben es que el entrenamiento más importante no es el que más se hace, sino el más apropiado para el estado del atleta.

Por eso hay que respetar los tiempos de asimilación de carga del cuerpo e ir aumentando de forma progresiva: un 1,2% o 1,3% cada semana.

Una alternativa inteligente al entrenamiento de fondo es complementarlo con otras disciplinas aeróbicas como la bicicleta. En vez de hacer un entrenamiento de dos horas de carrera, tan dañino para nuestras articulaciones, prueba a realizar una hora de bicicleta y, a continuación, una hora de carrera. De esta forma se disminuye el desgaste muscular y articular pudiendo no solo soportar más carga de entrenamiento, sino disminuyendo el riesgo de lesiones y sobreentrenamiento.

Una vez que el cuerpo haya asimilado esa carga progresiva, se está listo para hacer un buen fondo. Y para este tipo de entrenamiento, el músculo más importante es el cerebro. Así que no son tus piernas, ni tu corazón, sino tu mente la que te lleva al éxito o al fracaso.

Es sencillo, pero no solemos tener en cuenta que elegimos lo que queremos pensar y que esos pensamientos hacen que te sientas de una determinada manera. Está claro que si visualizas el fracaso, es lo que tendrás, así que debes proyectar lo más positivo: el éxito. Pero cuidado, porque triunfar no es conseguirlo todo, sino llegar a objetivos alcanzables y lógicos.

Si eres derrotista, debes ir empezando a cambiar estos pensamientos, que en ocasiones, solo encubren el miedo al fracaso. Para detectar si eres una persona derrotista, fíjate si te pones excusas como los kilómetros que te quedan, si antes de subir una cuesta antes piensas que no vas a poder o si tu cabeza está únicamente en cualquier molestia que aparezca en el trayecto. También fíjate si al correr piensas en lo mal que te va en el trabajo o en el problema con tu pareja. En esos casos, desconecta ese oído interno de la mente, y concéntrate en disfrutar.

«Recuerda que a veces tu peor enemigo susurra a tus oídos.»

Capítulo 5

CONOCE TU CUERPO
(Diciembre 2008)

1. Conoce tu cuerpo

2. Que la fuerza te acompañe

3. Menú: Si entrenas por la mañana

4. Recetas:
   Batido de aguacate con plátano, naranja, azúcar
   moreno y una pizca de canela
   Guisado de setas con *pappardelle*
   Pollo tailandés con lima y citronella
   Brocheta de melón y kiwi
   Pan negro con salmón ahumado y mayonesa de
   aguacate
   Humus, bacalao y cebolleta

Conoce tu cuerpo

Tras varios meses entrenando pude comprobar cómo mi cuerpo se iba adaptando. Poco a poco iba asimilando el trabajo del entrenamiento. Cada vez me costaba menos moverme y podía hacer algunos ejercicios que antes ni podía imaginar.

Me miraba al espejo y lo que veía me motivaba. Y salía mi Javi que me decía: «Venga, tienes que seguir así, machote. Este es el camino.» Y hasta puse una foto que me había tomado en Brasil en el cajón del escritorio del trabajo, que miraba de vez en cuando para motivarme al pensar que tenía que seguir para evitar volver al estado de abandono anterior.

Me sentía eufórico y, aunque mi entrenador quería que siguiéramos poco a poco, mi ego hablaba más alto y solo escuchaba lo que le interesaba.

Mi entrenador me llamaba la atención y me pedía incluir el descanso activo, es decir, tras un entrenamiento fuerte, hacer bici, *step* u otra actividad que no tuviera impacto en las articulaciones, porque aún tenía exceso de peso y podría provocarme lesiones. Pero mis amigos me regalaban los oídos diciéndome lo bien que iba y a mí el subidón me llevaba a escucharlos más a ellos y a decirme cada día: «Venga, hay que entrenar más.»

Así que después de los entrenamientos activos con mi entrenador en el gimnasio, con la bici o el aparato que tocara, me iba con los colegas o yo solo al Retiro a correr. Porque en nuestra cabeza está: «Cuanto más entrenes, mejor.»

Y así fue como experimenté nuevas sensaciones en mi cuerpo. Ya sabía lo que era el dolor punzante y paralizador de las agujetas, pero después experimenté otros peores, los de las lesiones.

Yo ignoraba la importancia del «entrenamiento invisible», es decir, el descanso. Para que un cuerpo asimile el entrenamiento realizado debe parar, y así, tras dos semanas de trabajo intenso se requieren otras dos de descanso.

En los trabajos creativos ocurre algo similar, aunque suene extraño. El caso es que después de un periodo de creatividad para elaborar un nuevo menú o para mostrar una novedad en un congreso, la mente también pide pasar a una descarga, y entonces, mi descanso activo está en la ejecución de todo lo creado en el Taller para ser servido en el restaurante.

Uno de los trabajos creativos más intensos en la cocina fue la investigación que desarrollé con el aceite de oliva. Comencé en 2004, porque José Carlos Capel me llamó por teléfono para preguntarme si era capaz de afrontar una ponencia sobre las texturas del aceite de oliva con el malagueño Dani García y el vasco Senén González para el Congreso de Madrid Fusión. Y como siempre he tenido el «sí» pegado a los labios, acepté el reto. Pero cuando colgué me di cuenta de que el que estaba colgado era yo. Dani es mi amigo y sabía de sobra que trabajaba hacía mucho tiempo con el aceite de oliva. De Senén había oído hablar, aunque no tenía ni idea de lo que estaba haciendo con el aceite. El caso es que fuera como fuese estaba en una encrucijada y me tenía que poner a estudiar este producto desde cero. Entonces hice memoria y recordé la primera vez que olí ese primer zumo de aceituna procedente de una almazara. Estaba junto a mi abuelo en Puebla Nueva, cerca de Malpica de Tajo y Talavera de la Reina, en Castilla-La Mancha, una tierra que al igual que Andalucía o Cataluña, tiene gran tradición olivarera.

En ese momento me di cuenta de la poca cultura del aceite de oliva que teníamos en un país líder en producción mundial. En muchas cocinas de restaurantes el girasol manda en las freidoras y en muchas casas se utilizan aceites de oliva, pero refinados, los conocidos popularmente como «aceites puros» o «aceites de 0,4°», ¡como si tuviese alguna importancia los grados en el sabor! En algunas casas hay oliva virgen, pero casi nadie sabe de qué variedad es. Me daba rabia que incluso muchos de mis amigos no supieran las diferencias entre aceites de la variedad arbequina, menuda y con mucho aroma a fruta, o de la variedad cornicabra, la más característica de La Mancha. Esta aceituna es muy potente y ligeramente amarga y picante, pero con su aceite se obtiene la mejor de las frituras. Es más, descubrí que al mezclar aceite de cornicabra con hojiblanca, una variedad más del sur del país y menos densa, se conseguía mejorar la fritura gracias al poder calorífico de la cornicabra y la sutileza de la hojiblanca.

Entonces comencé a pensar en otras variedades de aceitunas y, más tarde, en las regiones en las que se cosechaban, porque como con el vino, cada tierra le da su propia impronta. A esto sumé mi estudio detenido de lo que a nivel tecnológico se estaba utilizando en la cocina de vanguardia. En ese momento lo más destacado era el nitrógeno líquido, pero Dani García, mi compañero de ponencia, lo dominaba a la perfección, porque fue él quien lo introdujo en la gastronomía mundial. Así que se me ocurrió decantarme por otras técnicas culinarias: los gelificantes y texturizantes.

Aproveché mi relación con la Fundación Alicia y con el investigador Pere Castel, para conocer mejor esa gama de productos y cuál podría ser su reacción con el aceite de oliva. Después de muchas pruebas me centré en la goma xantana, que se produce a partir del maíz, y el garrofín, que se extrae del algarrobo. Combinados ambos en la misma proporción se convierten en un gel que cuanto más frío se les aplica más gelifican. La metilcelulosa, sin embargo, funciona al contrario, puesto que la gelificación se produce con calor.

Descubrir estas dos cuestiones fue uno de los momentos creativos más importantes de mi vida. Con este descubrimiento podíamos trascender la cultura del aceite en España, pues pasábamos de usarlo solo como producto para aderezar o freír, para convertirse en un ingrediente principal de un plato.

Y así fue como conseguí en 2004 la Gominola de aceite de oliva con la variedad picual, en la que contrastaba su punto picante con el dulce del azúcar. Después de esta primera creación, seguí con platos como el Espagueti frío de aceite de oliva con la variedad picudo, que es muy neutro y que combinaba fenomenal con un aire de naranja. Este fue el pistoletazo de salida a muchos más platos que vinieron en años posteriores como el Queso parmesano de aceite de oliva o la Soba de aceite de oliva, un plato interactivo, porque el propio comensal se hacía al momento su propio espagueti, que emulaba a los tallarines integrales típicos japoneses.

Congreso tras congreso fui presentando más novedades y creando una oleoteca en mi Taller. Hoy en día seguimos estudiando y aprendiendo del aceite de oliva virgen extra, y, pese a que otros chefs han hecho algún trabajo con las texturas del aceite, mi especialización y mi apuesta por llevar sus posibilidades por todo el mundo me han hecho ganar el apelativo de «el cocinero del aceite de oliva», que desde el corazón se lo dedico a mi abuelo.

Conocer a fondo un producto es tan importante para saber qué poder sacar de él, como el conocer tu cuerpo para saber hasta dónde puedes llegar. Cuando empecé a hacer caso omiso al entrenador, tuve unas molestias que confiaba desaparecieran pronto, pero lejos de ello, aumentaron. El dolor en la tibia era tan agudo que me dejaba sin aliento. El médico me confirmó mi primera lesión: una periostitis.

No era grave, pero si no me cuidaba podía tener como consecuencia dejar de entrenar. El origen de la lesión estaba en haber empezado a correr sin hacer un estudio de la pisada. Lo ideal, antes de comenzar este deporte, es que un podólogo estudie tu tipo de pisada para saber si eres supinador, pronador o neutro y, con estos datos, hacerte una plantilla adecuada que compense cómo colocas el pie en el suelo.

Sin embargo, este pequeño detalle se me había escapado y aquí empezaron mis problemas: visitas a médicos, fisioterapeutas, mucho dolor y medicación. El mal humor teñía mis días de frustración e impotencia: ¿No se suponía que correr era saludable?

Lo es, pero yo desoí los consejos que menos me interesaron y, lo peor, no escuché a mi cuerpo, ni interpreté los avisos de dolor ni su petición de descanso.

A partir de ese momento cambié de actitud y presté oídos a mi propio cuerpo. Ponía toda la atención en el entrenamiento en el gimnasio y en la bici. Empecé a descubrir cómo funcionaba de verdad, cuáles eran mis ritmos óptimos, cómo me afectaba lo que comía antes y después de entrenar. Ahí el Javi que llevo dentro se vino abajo y lo metí en su habitación, porque era momento de escuchar lo que decía el entrenador y ser más paciente. Sin embargo, como buen adolescente rebelde y competitivo el Javi saltó por la ventana y metió en mi cabeza un nuevo reto, la San Silvestre.

Quería más.

Que la fuerza te acompañe

La fuerza se encuentra presente en todos lados. Desde que nos disponemos a levantar de la cama y nos ponemos de pie, nuestro cuerpo está soportando todo su peso por la gravedad. Sin duda todo es fuerza.

Así que, a pesar de que la resistencia es la baza principal del corredor popular, si no tiene fuerza, de poco le va a servir. Por ello, el entrenamiento de fuerza es muy efectivo. Normalmente se puede realizar en un gimnasio con pesas, pero también se puede realizar entrenando en la escalera o en cuestas o realizando *sprints*.

Estas son algunas de sus ventajas:
Disminución de lesiones por medio del equilibro de la fuerza.
Mejora de la técnica, por medio de la corrección postural.
Aumento de la asimilación de la carga de entrenamiento.
Mejora en el tiempo de recuperación de los estímulos.
Aumento del rendimiento en la carrera gracias a la mejora de la «potencia» (a mayor fuerza, por mismo peso, mejor rendimiento) y al retraso de la fatiga por la efectividad de una musculatura más fuerte.

«Para saber hasta dónde puede llegar tu fuerza debes conocerte a ti mismo.»

MENÚ SI ENTRENAS POR LA MAÑANA

DESAYUNO..

Café con leche o infusión
Tostada integral con jamón ibérico, tomate en rodajas
    y aceite de oliva
Yogur natural con una cucharada de miel
Pieza de fruta

ALMUERZO..

Batido de aguacate con plátano, naranja, azúcar moreno
    y una pizca de canela

COMIDA...

Guisado de setas con pappardelle
Pollo tailandés con lima y citronella
Brocheta de melón y kiwi

MERIENDA...

Pan negro con salmón ahumado y mayonesa de aguacate

CENA...

Humus, bacalao y cebolleta
Gazpacho de fresas y tomate

COMENTARIO...

Si entrenas por la mañana, lo mejor es obtener un refuerzo en el desayuno con hidratos y completarlo con una comida fundamentalmente regenerativa, dejando para la noche un menú más ligero, aunque sin olvidarse en ningún momento del día ni de la verdura ni de la fruta. En cualquier época del año, el desayuno es una de las comidas más importantes del día, pero si entrenas todas las mañanas, se convierte en una de las principales, apoyada por un buen almuerzo a media mañana. No se trata de comer en exceso para preparar una actividad, sino de comer bien, y sobre todo, variado.

Batido de aguacate, plátano, naranja y azúcar moreno

VALOR NUTRICIONAL POR RACIÓN:
Calorías: 384
Proteínas: 9,8 g
Hidratos de carbono: 26,1 g
Grasas: 25,5 g

INGREDIENTES PARA 4 PERSONAS
Aguacate maduro 2 piezas
Plátano 2 unidades
Yogur griego 500 g
Naranja 6 unidades
Azúcar moreno 4 cucharadas

ELABORACIÓN..
Pela y despepita bien todas las frutas e introdúcelas en un vaso americano junto al resto de los ingredientes. Tritúralo bien hasta obtener un batido fino.

ACABADO Y PRESENTACIÓN ....
Pásalo por un colador fino y sírvelo en tu recipiente favorito. Lo tienes que consumir en el momento de prepararlo.

TIPS ....
Estos son algunos de mis ingredientes estrella para hacerme un buen batido que me aporte nutrientes y buena hidratación por la mañana, pero siempre está en tus manos hacerte tu propia versión. Eso sí, te pido que no cambies el aguacate: te va a resultar casi imposible encontrar una alternativa con semejante potencial.

Si el batido no queda demasiado fino, puedes añadir dos o tres cucharadas de agua o una clara de huevo. Es preferible a usar leche, que sí recomiendo tomar en el desayuno ya sea antes o después del batido. La leche y la naranja no hacen buenas migas porque se va a cortar y no va a tener un aspecto apetecible, aunque no es para nada perjudicial: ese mismo proceso se va a producir segundos después en tu estómago.

Como alternativa a la naranja puedes usar fresas, tienen incluso más vitamina C. Y si no tienes azúcar moreno, mejor miel que azúcar blanco.

Batido de aguacate, plátano, naranja y azúcar moreno

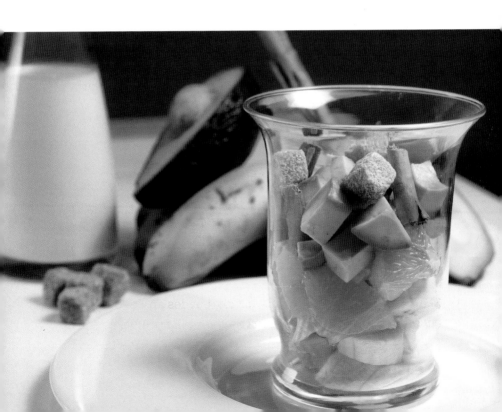

Guisado de setas
con pappardelle

VALOR NUTRICIONAL POR RACIÓN:
Calorías: 510
Proteínas: 19,2 g
Hidratos de carbono: 71,7 g
Grasas: 14,6 g

INGREDIENTES PARA 4 PERSONAS
Para el guisado de setas
Mantequilla 45 g
Ajo 2 dientes
Tomillo fresco 2 ramilletes
Mix de setas frescas de temporada 750 g
Caldo de carne 200 g

Para los pappardelle
Pappardelle 400 g
Agua
Sal

Otros
Cebollino picado
Hojas de tomillo

ELABORACIÓN..

De los pappardelle:
Hierve la pasta con abundante agua y un par de cucharaditas de sal partiendo de agua en ebullición. Déjala cocer hasta que esté «al dente». Si no vas a terminar el plato al momento, refréscala con agua fría y resérvala.

Guisado de setas
con pappardelle

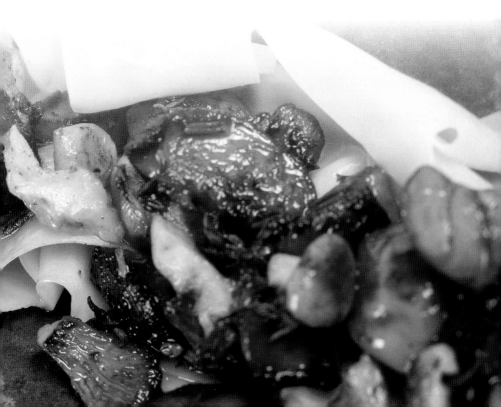

Del guisado de setas:

En una sartén antiadherente a fuego fuerte añade la mantequilla, el ajo y el tomillo picado. Rehógalo durante un minuto más o menos y agrega a continuación las setas, moviendo con cuidado durante otros 4 minutos más. En ese momento añade el jugo de carne y deja reducir a fuego fuerte. Cuando esté, apártalo del fuego y añade la mantequilla y los pappardelle mezclando con cuidado. Rectifica de sal y empieza a emplatar.

ACABADO Y PRESENTACIÓN ....

Lo que puede hacer más o menos sofisticado este plato es cómo y dónde lo presentes, pero sea sobre plato llano, hondo o pizarra te quedará perfecto. Termina añadiendo cebollino picado y unas hojas de tomillo.

TIPS ....

Recuerda que según el grado de cocción la pasta presenta índices glucémicos diferentes, más bajo cuanto más cocida esté y viceversa. Puedes jugar con este factor según el ejercicio. Si entrenas por la mañana, te interesa una comida de recuperación y energía: por sí sola, la pasta es el mejor producto para ello, pero dejándola poco cocida conseguiremos doblemente el objetivo.

Seguro que vas a recurrir a la pasta con mucha frecuencia a lo largo de tu preparación y posterior mantenimiento. A mí me gusta cocinarla justo en el momento de terminar el plato por una razón: evito refrescarla y perder el tan valioso almidón. Pero tampoco es un drama tener que hacerlo. Tras enfriarla y escurrirla bien, añade un buen chorro de aceite para evitar que se apelmace y guárdala bien tapada para evitar que coja olores y sabores de la nevera.

Las setas son como esponjas, si las limpias bajo el agua la absorberán y a la hora de cocinarlas perderán sabor y textura. Salvo que contengan tierra, procura limpiarlas con un trapo húmedo, un cepillo suave o un cuchillo.

Pollo tailandés
con lima y citronella

VALOR NUTRICIONAL POR RACIÓN:

Calorías: 496

Proteínas: 26,1 g

Hidratos de carbono: 71,6 g

Grasas: 12,4 g

INGREDIENTES PARA 4 PERSONAS

Para el pollo tailandés:

Pechugas de pollo 400 g

Jugo de carne 200 ml

Aceite de oliva virgen extra 4 cucharadas

Jengibre 15 g

Ajo 2 dientes

Citronella 1 tallo

Mantequilla Una nuez

Para el arroz pilaf

Arroz basmati 350 g

Caldo de pollo 750 ml

Aceite de oliva virgen extra 2 cucharadas

Ajo 2 dientes

Otros

Col 4 hojas

Lima

Citronella

Piparras (guindillas vascas)

Hojas de albahaca frescas

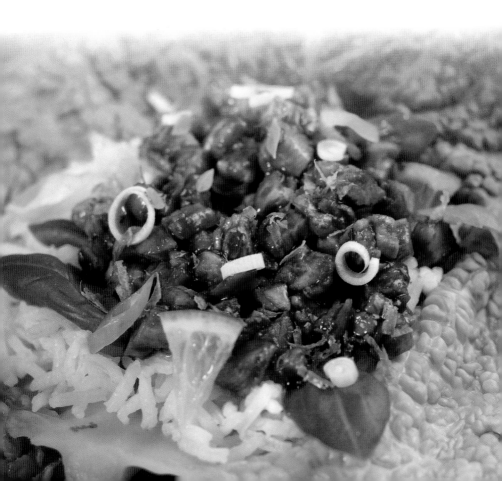

ELABORACIÓN...

Del pollo tailandés:

Limpia las pechugas y córtalas en dados pequeños. En una sartén antiadherente con el fondo ligeramente cubierto de aceite y fuego medio añade el jengibre, los ajos y la citronela, todo bien picado, y rehoga durante un minuto. A continuación añade el pollo y mantenlo al fuego 5 minutos más, luego agrega el jugo de carne y déjalo a fuego fuerte hasta que reduzca. Cuando lo tengas, apártalo y añade la nuez de mantequilla, mezcla con cuidado y resérvalo.

Del arroz pilaf:

En una olla calienta el aceite y rehoga los ajos bien picados hasta que adquieran un color ligeramente tostado. Incorpora el arroz rehogando otro minutos más y a continuación añade el caldo, manteniendo la cocción a fuego medio durante 15 minutos. Refresca y resérvalo.

ACABADO Y PRESENTACIÓN...

Monta cada ración sobre las hojas de col. Hay que seleccionar las hojas más tiernas, lavarlas y cocerlas en agua con sal durante unos tres minutos. Tras enfriarlas en agua y secarlas coloca en cada una de ellas una ración de arroz y el pollo tailandés y decóralas con varias hojas de albahaca, lima rallada al momento, láminas de piparras y citronela.

TIPS...

Los ingredientes de esta receta son clásicos para conseguir nuestro aporte vital de proteína e hidratos, pero servidos y cocinados de otra forma diferente. Como en el deporte, hay que ir alternando para salir de la monotonía: no te vayas a lo fácil y te sirvas una pechuga a la plancha con arroz blanco cocido, intenta disfrutar también cocinando y degustando, en este caso, de una versión totalmente diferente del menú estrella para cualquier deportista que se precie.

Más aromático que otras especies, el arroz basmati es la variedad por excelencia para ensaladas o cocina oriental. Recuerda lavarlo antes de cocerlo o mejor aún ponerlo en remojo durante media hora, así como taparlo durante la cocción para conservar todo su aroma.

Deja los cubiertos de lado y haz rulos envolviendo el arroz y el pollo con las hojas de col, aunque en ese caso las deberías cocer un poco más para dejarlas algo más blandas y evitar que se rompan. Cuando me las preparo así, no me falta un bol con salsa de soja al lado.

Brocheta de melón
y kiwi

VALOR NUTRICIONAL POR RACIÓN:
Calorías: 80
Proteínas: 1,6 g
Hidratos de carbono: 15,2 g
Grasas: 0,77 g

INGREDIENTES PARA 4 PERSONAS
Melón de temporada ½ pieza
Kiwi 3 unidades
Fresón 5 o 6 unidades
Moras 10 unidades
Aceite de oliva virgen extra 4 cucharadas

ELABORACIÓN...
Lava, pela la fruta y trocéala a tu gusto.

ACABADO Y PRESENTACIÓN ....
Intercala trozos de fruta con moras enteras en una brocheta, preséntalas en un plato llano y termínalas con un poco de aceite de oliva virgen extra por encima.

TIPS ....
Esta receta es fuente de vitaminas (cubre las necesidades de vitamina C diarias) con un aporte extra de hidratación. Una vez más, combina fruta a tu antojo, aprovechando las mejores oportunidades que nos brinda cada época del año. Las moras, por ejemplo, no son demasiado populares, pero son uno de los mejores antioxidantes que nos puede proporcionar la naturaleza. Justo tras el verano, comienza su temporada.

Puedes comer la fruta en macedonia y añadir el zumo de algún cítrico como el limón, aunque la brocheta siempre me ha parecido la presentación más divertida para comerse la fruta.

De todas las posibles variedades de aceite, te recomiendo en esta ocasión la delicadeza del aceite arbequina, que es la variedad que mejor va a combinar con la fruta.

Brocheta de melón
y kiwi

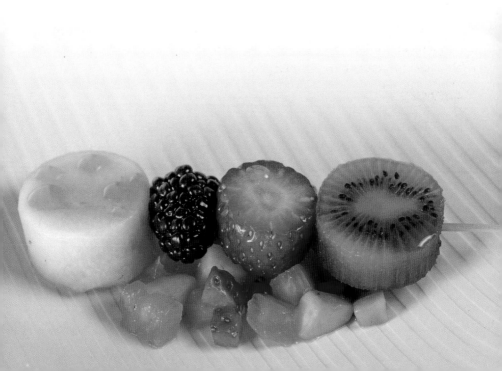

Pan negro con salmón ahumado y mayonesa de aguacate

VALOR NUTRICIONAL POR RACIÓN:
Calorías: 400
Proteínas: 17,3 g
Hidratos de carbono: 18,5 g
Grasas: 18,3 g

INGREDIENTES PARA 4 PERSONAS
Pan negro 4 rebanadas
Salmón ahumado 8 lonchas

Para la mayonesa de aguacate
Huevo 1 unidad
Aceite de oliva 200 ml
Aguacate ½ unidad
Cilantro 5 hojas
Sal Una pizca
Unas gotas de tabasco
Unas gotas de zumo de lima

Otros
Aguacate cortado en bastones
Algunas hojas de escarola
Sal Maldon

ELABORACIÓN..

De la mayonesa de aguacate:
Añade todos los ingredientes en el vaso de batir, monta la mayonesa y rectifica de sal. Reserva en frío hasta su uso.

ACABADO Y PRESENTACIÓN ....

Corta las rebanadas de pan según el tamaño deseado de las raciones y métalas al horno precalentado a 160 °C durante 3 o 4 minutos. Una vez frío o templado el pan, unta una capa de mayonesa de aguacate y dispón el salmón ahumado sobre ella. Termina con unas hojas pequeñas de escarola, los bastones de aguacate, unos puntos de la mayonesa y unos toques de sal Maldon.

TIPS ....
Si has llegado hasta aquí, más allá del ecuador del libro, ya debes controlar a la perfección los aportes y beneficios del salmón ahumado para quienes tenemos tanta actividad, así que solo necesito recordarte que es uno de los mejores combustibles para nuestro organismo antes y después de la actividad.

El pan negro o de centeno es menos esponjoso que el de trigo y resulta perfecto para montar tostas con «cuerpo» que contengan varias capas, en especial si la que está en contacto con el pan es húmeda, ya que mantendrá el crujiente durante más tiempo. Este pan tiene un sabor muy característico, ligeramente amargo, que va a hacer muy buena pareja con el resto de los ingredientes, en especial con la mayonesa de aguacate. Por cierto, es uno de los panes más ricos en fibra, esencial para mantener nuestros niveles de energía estables, ya que mañana toca entrenar de nuevo.

Pan negro con salmón ahumado
y mayonesa de aguacate

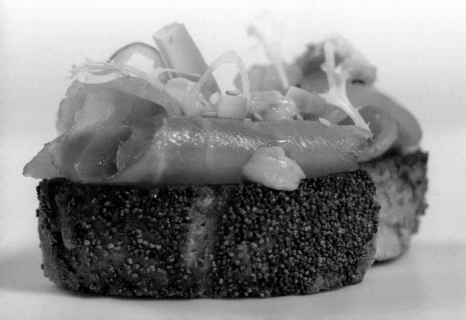

Humus, bacalao y cebolleta

VALOR NUTRICIONAL POR RACIÓN:
Calorías: 244
Proteínas: 30 g
Hidratos de carbono: 21 g
Grasas: 4,5 g

INGREDIENTES PARA 4 PERSONAS

Bacalao previamente desalado 200 g

Para el humus

Garbanzos 120 g

Zumo de lima 1 unidad

Pimentón dulce Una pizca

Comino en polvo Una pizca

Aceite de ajo y guindilla Una cucharada

Para la cebolleta

Verde de cebolleta 80 g

Aceite de oliva Una cucharada

Ajo 1 diente

Otros

Pan de pita 4 unidades

Pimentón dulce

Humus, bacalao
y cebolleta

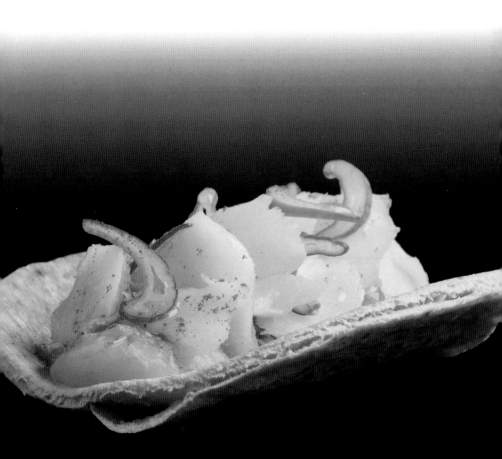

ELABORACIÓN..

Del humus:

La noche antes deja en remojo los garbanzos. Cuécelos en el agua justa hasta que estén tiernos, escúrrelos y tritura en un vaso americano con el resto de ingredientes hasta conseguir una emulsión sin grumos. Pon a punto de sal y pásalo por un chino para que quede lo más fino posible.

De las láminas de bacalao:

Asa el bacalao en el horno a 180 °C hasta que quede en su punto (el tiempo dependerá mucho del grosor del bacalao). Saca las lascas procurando no romperlas.

De la cebolleta:

Corta el verde de la cebolleta en juliana y pica muy finamente el ajo. Saltéalo todo en el aceite de oliva y reserva hasta montar el plato.

ACABADO Y PRESENTACIÓN ....

Unta el humus en cada pan de pita, coloca el salteado de cebolleta encima y termina distribuyendo las lascas de bacalao. Termina espolvoreando un poco de pimentón y un chorro de aceite de oliva virgen extra.

TIPS ....

El humus es una especie de paté de garbanzos muy típico en la cocina árabe, aunque hoy en día ya se ha convertido en una receta muy popular en las cocinas y casas de todo el mundo. Lo ideal es comerlo acompañado de algún pan o base crujiente. Va perfecto sobre el pan de pita.

El bacalao es uno de los pescados con menos cantidad de grasas y el garbanzo tiene un aporte muy alto en hidratos de carbono y minerales, así que el resultado es una receta perfecta para el deportista, aportándonos nutrientes de calidad y mucha energía. Ideal, por tanto, para una tirada larga que exija lo máximo de nuestras piernas.

Esta receta es divertida, original y nutritiva. Me encanta mezclar diferentes culturas y combinar productos tan típicos de nuestra cocina como el bacalao con otros exóticos como el humus. Además de comer sano y bien, disfrutaremos comiendo. ¡Que aproveche!

Capítulo 6

TENER UN PLAN
(Enero 2009)

1. Tener un plan

2. Planifica tu estrategia

3. Menú para el frío

4. Recetas
   Yogur de aguacate con huevas de salmón
   Fabes con alcachofa
   Piperrada con ventresca de atún
   Tosta de pulpo a la gallega
   Crema de porrusalda con bacalao

Tener un plan

Año nuevo y con ganas de más. Así comencé 2009, con una carrera popular en Madrid de 10 kilómetros conocida como la San Silvestre Vallecana. Esta es una carrera para disfrutar, en la que los participantes van disfrazados, con los carritos de sus bebés y con cámaras de vídeo y de fotos, y la organización pone bandas de música que hacen muy agradable el recorrido. En mi caso disfruté los ocho primero kilómetros, porque la cuesta de entrada a Vallecas me hizo sufrir. Afortunadamente volví a superarla con la cabeza y con la voz de mi Javi susurrándome al oído: «Venga que tú puedes, esto es una fiesta.»

El caso es que después de la carrera, y aunque exhausto, llegué feliz a la cena de fin de año. Cada año íbamos a casa de uno de mis hermanos y como en cada fiesta, mi padre, que ha trabajado como militar durante años en la base aérea de Torrejón en Madrid, llegó con su pavo. Siempre compra el más grande que encuentra y lo tiene horas y horas y horas al horno, porque lo vio en alguna peli americana. El caso es que la carne de pavo chirriaba en los dientes por lo seca que estaba. Una de mis cuñadas cocinó el resto de la cena: ensaladilla rusa, sopa de pescado y langostinos con salsa rosa, los platos de toda la vida. Y yo los sufrí uno a uno por secos, insulsos o aguados. Ninguno estaba en su punto y en ese momento me juré como nuevo compromiso de principio de año dos cosas:

Cocinaré cada fin de año y en lugar de la Vallecana, me voy a hacer la maratón de Nueva York. ¡A lo grande!

De inmediato se lo conté a Sebas, mi nuevo entrenador. Le mandé un mensaje al móvil felicitándole 2009 e informándole de mi nuevo propósito. Su reacción fue justamente la que me esperaba: «Vos estás loco», me dijo.

Sentía de alguna manera que también era una locura, pero son estas cosas las que te hacen disfrutar de la vida. Todo el tiempo me había dedicado a cocinar y ahora quería hacer algo más. Y si en la cocina mi objetivo siempre ha sido crecer, en mi nueva pasión también lo iba a ser.

Es cierto que al pensarlo se me encogía el estómago, pero el Javi endemoniado me sacaba el lado rebelde que todos tenemos. Enseguida pensé que un reto así se conseguía mejor si estaba acompañado. Así que puse en marcha todas mis «armas de seducción» para meter en el ajo a mis colegas cocineros. Yo sabía que era algo muy complicado: ir a Nueva York, la estancia allí, conseguir dorsal, y lo más difícil, correr una maratón. Pero, quién no sueña con esa gran ciudad y con ese maratón. Así que conseguí el «sí» de mis colegas de siempre como Paco Patón, Ana Escobar, Javier y Justo Mármol, Alfonso Castellano e incluso de Sebas, mi entrenador. También se apuntó el cocinero gallego Yayo Daporta, a quien acababa de conocer. Así que me sentía genial, porque ya tenía un plan. Ahora solo quedaba entrenar, además de cocinar.

Desde el año 2000 se me conoce por ser el chef del restaurante de alta cocina del Casino, La Terraza del Casino de Madrid, pero también dedico parte de mi trabajo a planificar los banquetes que se organizan en la entidad. En el Casino se ofrecen 180.000 comidas al año para bodas, celebraciones, presentaciones, etcétera. Esto es lo que se denomina catering, y aunque no es lo que mejor prensa tiene, da muy buenos momentos en eventos especiales como la cena de gala de los Príncipes junto con Juan Mari Arzak y Ferran Adrià, o la cena de gala de la Fundación contra el sida de Elton John, la Winterball en Londres.

Pero son muchos más y un catering hay que planificarlo muy bien. Hay que estudiar los platos que se prepararán, los ingredientes con los que los elaborarás, la vajilla que usarás, etcétera. Mi planificación para el catering es anual, ya que desarrollo una oferta gastronómica para todo el año y sus precios. Es importante saber que no se gana más por cobrar más, sino comprando y organizándote mejor. Para ello, realizo una estimación de cuántos banquetes podemos tener y de cuáles serán las necesidades de los clientes y a partir de ahí obtengo un cálculo de los productos que tendré que comprar. Con estos datos negocio directamente con los proveedores en origen para conseguir lo mejor al mejor precio. Este es uno de los trabajos más divertidos que hago al año: voy adonde se produce, conozco al agricultor, al ganadero o al recolector y negocio con ellos. Varios de estos proveedores los mantengo durante años, porque me gusta el trato cercano y especial.

Casi nunca se suele hablar de esta actividad del chef de alta cocina, pero no hay que engañarse, es una parte muy importante de nuestra fuente de ingresos y por ello hay que planificarla con esmero. Lo mismo sentí cuando me propuse prepararme para la maratón de Nueva York, tenía que contar con una buena planificación.

Los cuatro meses de preparación antes del evento tenía que ser capaz de mantener la constancia, la disciplina, y, sobre todo, la motivación de mi entrenamiento. No podía permitirme venirme abajo durante esas dieciséis intensas semanas, tenía que encontrar esa motivación, la misma que yo ofrezco a mi equipo cuando hay que hacer un banquete para 1.000 personas. En esos casos, hay que ser disciplinado y constante, pero para conseguir que 1.000 fondos de alcachofa queden igual de bien torneados desde el principio al final hay que utilizar estrategias motivadoras. Una de ellas es, por ejemplo, distribuir el trabajo como si en lugar de un menú para 500 comensales, fueran diez banquetes de cincuenta y así consigo evitar que los cocineros caigan en la monotonía.

En el caso de la maratón, en lugar de prepararte todo el trayecto que necesitas hacer para completar el recorrido, te vas marcando como reto distancias razonables y después de conseguirlas, te tomas un descanso, igual que cuando se termina un banquete.

Sin embargo, no en todos los entrenamientos sales satisfecho ni tienes buenas sensaciones, ni en todos logras el objetivo fijado, pero hay que encontrar siempre la ilusión para al día siguiente calzarte las zapatillas con las ganas renovadas o volver a la cocina a hacer un nuevo catering.

Uno de los banquetes que tuvimos que organizar nos lo encargó una personalidad del deporte en Rusia. Coincidía su cumpleaños con la posible victoria de su equipo de baloncesto y junto a su personal de protocolo comenzamos a planificar con mucho detalle cómo iba a ser. Se trataba de una cena para 120 personas y la máxima era que pusiéramos innovación en el menú. Esto nos motivó muchísimo y preparamos un borrador de menú muy potente. Sin embargo, a los de protocolo se les había olvidado comentarnos un detalle absolutamente fundamental: la cena tenía que ser vegetariana.

Todo nuestro trabajo no había valido para nada. Todo cambiaba, excepto el precio que había aceptado inicialmente el cliente, que se mantenía, lo que nos permitía comprar la mejor materia prima de toda España. Así que al instante nos repusimos pensado en cómo podríamos mostrar lo mejor de las verduras españolas en un banquete de cocina vanguardista. Eliminamos la carne, el pescado y el marisco y donde había ostras, pusimos alcachofas de Tudela, donde había bogavante, pusimos espárragos de Aranjuez. Lo único que nos dejó poner era un jarrete de ternera, en deferencia a sus invitados.

Todo el equipo estaba nuevamente ilusionado porque una personalidad extranjera había confiado en nosotros y queríamos darle a conocer lo mejor de la cocina española.

El banquete comenzó y el primer plato funcionó bien. Servimos el siguiente a la vez que sonaban los primeros acordes de Boney M. y aquí comenzaron nuestros problemas. De pronto las 120 personas del banquete saltaron a la pista a bailar. Los platos se sucedían y los invitados solo bailaban y bebían, así que se quedaban en la mesa prácticamente sin tocar. Nuestras caras eran de decepción absoluta: todo nuestro esfuerzo e ilusiones se iban a la basura.

Mi equipo estaba hundido y tenía que levantarles la moral, así que aunque admití la derrota de no haber conseguido que apreciaran nuestro menú, les animé diciendo que el trabajo estaba bien hecho y que pronto tendríamos otros clientes y otros eventos en los que no solo lo demostraríamos sino que además conseguiríamos su admiración por ello.

Por eso entendí rápidamente que en una maratón te puede ocurrir cualquier cosa porque te puedes caer o te puede dar una pájara, pero lo importante es salir con la cabeza alta y pensar que has hecho lo que tenías que hacer y que...

«pronto tendrás una nueva oportunidad.»

Planifica tu estrategia

No hay deporte más simple que correr. Entre decidir y hacerlo, solo necesitas dos minutos, el tiempo que tardas en ponerte las zapatillas. Esta simplicidad, en ocasiones, puede hacer que infravaloremos la importancia de la planificación tanto de los entrenamientos como de los objetivos que queremos alcanzar con la práctica de este deporte.

Hay que planificar cada semana de entrenamiento analizando las fortalezas y puntos a desarrollar, gestionando tus recursos y dosificándolos. Visualiza y prevé cuales son las dificultades con las cuales te encontrarás cada día antes de salir a entrenar y trata de encontrar una solución. Siempre habrá un buen motivo para no madrugar para ir a correr y si tienes tu estrategia clara, no perderás el tiempo en pensar, solo saldrás.

Tómate 10 minutos todas las semanas para realizar este breve análisis y, sobre todo, evalúa si tu estrategia planificada persigue tu objetivo principal.

Esta estrategia semanal es fundamental para poder correr una maratón, la prueba reina del atletismo. Son 42,195 kilómetros. Pero lo más difícil de una maratón no es correr ese día, sino llegar bien entrenado.

No obstante, si te preguntas por qué corres y solo puedes responder que por una marca personal, replantéatela de nuevo porque lo importante es contestarla diciendo un motivo para disfrutar de este deporte.

«Lo más difícil de una maratón no es correr ese día, sino llegar bien entrenado.»

MENÚ PARA EL FRÍO

DESAYUNO...
Chocolate caliente a la taza
Tostada de pan multicereal con queso descremado,
   tomate y tapenade de olivas
Bol de fresas con una pizca de azúcar y vinagre

ALMUERZO...
Yogur de aguacate con huevas de salmón

COMIDA..
Fabes con alcachofa
Piperrada con ventresca de atún
Plátano flambeado con zumo de naranja

MERIENDA..
Tosta de pulpo a la gallega

CENA..
Crema de porrusalda con bacalao
Kiwi con fresas

COMENTARIO...
¡Qué mejor para combatir el frío que unas buenas fabes o una sopa! Tampoco hay que olvidarse de que en invierno bajan las defensas, por lo que es interesante utilizar ingredientes que las favorecen, como el ajo o frutas con alto contenido en

vitamina C, como la naranja y el kiwi. En esta temporada, vamos a hacer platos que contengan hidratos y proteínas juntos.

Yogur de aguacate
con huevas de salmón

VALOR NUTRICIONAL POR RACIÓN:
Calorías: 398
Proteínas: 11,2 g
Hidratos de carbono: 14,2 g
Grasas: 36,9

INGREDIENTES PARA 4 PERSONAS
Para el yogur de aguacate
Aguacate maduro 2 unidades
Yogur griego 400 g
Aceite de oliva virgen extra 40 ml
Miel de flores 40 g
Sal Una pizca
Pimienta negra molida Una pizca

Otros
Huevas de salmón 4 cucharadas (de café)

ELABORACIÓN ....
Del yogur de aguacate:
Pela el aguacate y añade todos los ingredientes en un vaso america-
no, tritúralo muy bien y resérvalo en el frigorífico. Así de fácil.
Rectifica de sal y empieza a emplatar.

ACABADO Y PRESENTACIÓN ....
Reparte el yogur de aguacate en recipientes de cristal y añade a
cada ración una cucharada de las de café de huevas de salmón.

TIPS ....
¿Quieres una versión súper proteica de este mismo yogur? Bate
un par de claras a punto de nieve y añádelas después de haberlo

batido bien, volviendo luego a mezclar todo ya con una lengua o cuchara. Tendrá una textura de *mousse* y también te resultará muy agradable de comer. Yo me suelo hacer esta versión algún fin de semana para, inmediatamente después de comerlo, salir a entrenar o meterme en el gimnasio a fortalecer la musculatura.

Además de carbohidratos (casi 20 gr por cucharada) y más de 200 sustancias beneficiosas para nuestro organismo, la miel nos aporta glucosa natural que agradecerán nuestros músculos, ya que además se metaboliza de manera más estable que el azúcar. Es ideal antes de entrenar, pero deja el tarro abierto para cuando vuelvas de la sesión: tus músculos también se recuperarán mejor.

Puedes hacer más cantidad para varios días, aunque te recomiendo que no más de dos. Eso sí, añade las huevas de salmón justo en el momento de consumirlo.

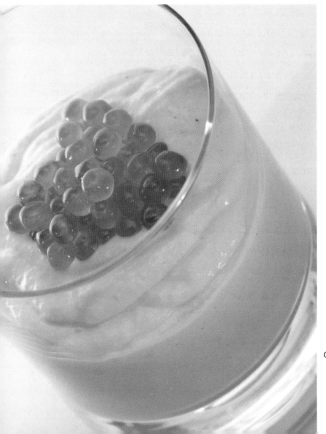

Yogur de aguacate
con huevas de salmón

Fabes
con alcachofas

VALOR NUTRICIONAL POR RACIÓN:
Calorías: 592
Proteínas: 28,1 g
Hidratos de carbono: 47,8 g
Grasas: 22,2 g

INGREDIENTES PARA 4 PERSONAS
Para las fabes
Fabes asturianas 500 g
Alcachofas 8 unidades
Tomate rojo 1 unidad
Cebolla 1 unidad
Zanahoria 1 unidad
Puerro 1 unidad
Laurel 1 hoja
Ajo 4 dientes
Perejil picado
Aceite de oliva 100 ml
Sal

ELABORACIÓN...
Pon las fabes en abundante agua la noche anterior. En el momento de cocinarlas, retira el agua de remojo y ponlas a cocer en una olla con agua limpia hasta que cubra las fabes. Añade en crudo la cebolla, zanahoria, puerro, laurel y el aceite y cuece a fuego fuerte durante los primeros minutos y deja cocer una hora y media más a fuego medio. Un poco antes de finalizar la cocción añade la sal. Si ves que te va quedando demasiado caldo ve retirándolo poco a poco.
Mientras se terminan de cocer las legumbres, en una sartén añade

Fabes
con alcachofas

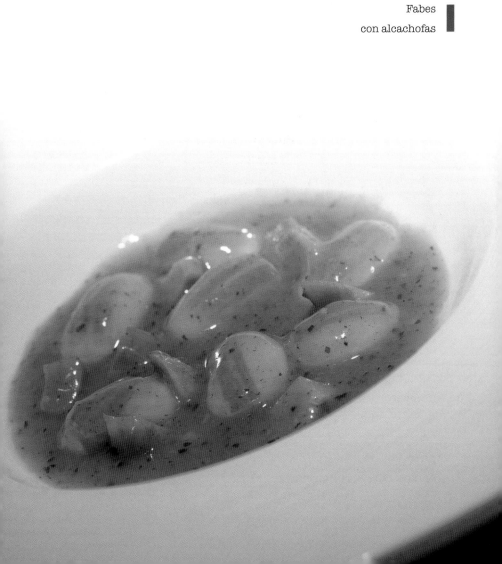

un par de cucharadas de aceite y dora los ajos, luego el tomate pelado y cortado en daditos y, por último, los corazones de alcachofa, mantenlo al fuego hasta que esté bien rehogado.

Para terminar las fabes, primero saca toda la verdura con la que las has cocido, con la excepción del laurel, tritúralas con la batidora y añádelo de nuevo a la olla de fabes junto al rehogado que hemos preparado previamente con las alcachofas. 15 minutos más al fuego serán suficientes, luego añade perejil picado, rectifica de sal y ¡disfruta!

ACABADO Y PRESENTACIÓN ....

En bol o plato hondo, en cuenco de barro, donde prefieras y más te guste, aunque si buscas un color que contraste con el de las fabes el plato va a lucir mucho más. Eso sí, sírvelas bien calientes y en el momento de sacarlas a la mesa añade un toque de aceite por encima. Si quieres volver a realzar el color añade un poco más de perejil fresco picado.

TIPS ....

Un plato sencillo para lucirte y disfrutar. Cocinado con ingredientes de altísimo valor nutritivo, pero de precio muy contenido, así que a la hora de elegir las fabes, que sean las de mejor calidad posible.

Fósforo, potasio, magnesio, fibra e hidratos de carbono de liberación muy lenta, combinado con un surtido de verduras también con espectaculares valores nutricionales. Es un plato estrella para el deportista, pero no te lo recomiendo previo a la actividad física, sino todo lo contrario, para recuperarte rápidamente después de una intensa jornada de entrenamiento.

Para que la cocción de las fabes sea perfecta, sigo utilizando un viejo truco de mi abuela. Cuando arrancan a hervir, corto la cocción agregando un poco de agua fría, operación que repito dos o tres veces. También añado la sal casi al final de la cocción, así evitaremos que algunas fabes se nos queden más duras que otras y, además, acortamos los tiempos de cocción.

Piperrada
con ventresca de atún

VALOR NUTRICIONAL POR RACIÓN:
Calorías: 207
Proteínas: 11,9 g
Hidratos de carbono: 2,4 g
Grasas: 3,7 g

INGREDIENTES PARA 4 PERSONAS
Ventresca de atún en conserva 180 g

Para la piperrada
Pimiento rojo 150 g
Pimiento verde 100 g
Pimiento amarillo 100 g
Cebolleta 100 g
Ajo 1 diente
Aceite de oliva virgen extra 50 ml

Otros
Cebollino cortado
Aceite de oliva virgen extra 4 cucharadas

ELABORACIÓN...

Lava los pimientos en abundante agua fría y sécalos bien. Quema al fuego o con un soplete de cocina la mitad de los pimientos hasta que la piel se ennegrezca y luego ásalos en el horno durante media hora a 180 °C. Cuando estén, tápalos con una hoja de papel de aluminio hasta que se templen y luego elimina las pieles y pepitas. Córtalos en tiras finas y resérvalos.

Añade la cebolleta cortada en juliana y el ajo en láminas finas a una sartén con el aceite, partiendo desde frío, y pocha todo durante

Piperrada
con ventresca de atún

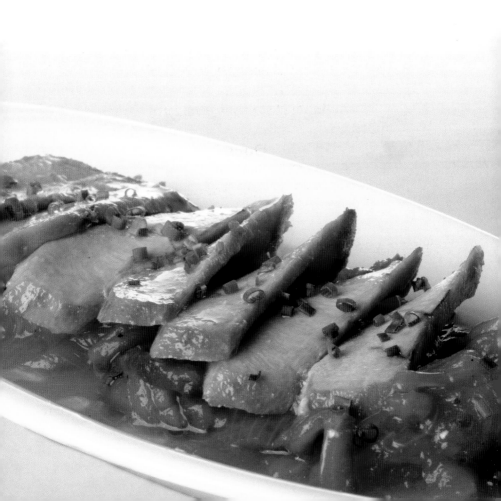

unos minutos. A continuación, añade las tiras de pimientos asados y mantenlo a fuego suave durante otros cinco minutos más. Ponlo a punto de sal y déjalo enfriar.

ACABADO Y PRESENTACIÓN ....
Escurre bien la ventresca de atún del aceite de conserva, pero no la saques mucho antes de montar el plato para evitar que se quede demasiado seca por dentro. Empieza colocando en el plato una base de piperrada y sobre ella raciona las lascas de ventresca. Termina espolvoreando cebollino picado por encima y un chorrito de aceite de oliva virgen extra en cada plato.

TIPS ....
El atún es uno de esos pescados talismán para el deportista que consumiremos a lo largo de nuestra preparación con bastante frecuencia, y la gran ventaja es que existe una inmensa cantidad de conservas de atún de gran calidad para cuando no podemos o no tenemos tiempo para tirar de producto fresco. Recuerda que el atún tiene más proteína que la carne de ternera o de pollo con valores de grasa infinitamente más bajos.

¿Un plato frío para el frío? Es en realidad la ensalada con la que acompañaremos nuestras fabes a la hora de la comida y a la que le hemos añadido la ventresca para aportar un extra de proteína al cuerpo. La piperrada, por sí sola, la puedes preparar tal como te le he propuesto como guarnición para una carne, como ensalada individual o sobre una tosta de pan, acompañada de boquerones fritos o anchoas en conserva.

Para esta temporada de frío en la que toca entrenar, lo mejor es prevenir antes que curar, así que nada mejor que buenos alimentos que nos permitan tener las defensas siempre en guardia. Este plato, por ejemplo, cubre sobradamente las necesidades de vitamina A diaria recomendada de un adulto. Más completo, imposible.

Tosta de pulpo
a la gallega

VALOR NUTRICIONAL POR RACIÓN:
Calorías: 195
Proteínas: 16,8 g
Hidratos de carbono: 17,3 g
Grasas: 3,5 g

INGREDIENTES PARA 4 PERSONAS
Pan de maíz 4 rebanadas
Patas de pulpo cocidas 400 g
Aceite de oliva 30 ml
Patata 2 unidades
Sal Maldon
Pimentón dulce
Piparras
Aceite de oliva virgen extra

ELABORACIÓN...

Empieza cociendo las patatas, te llevará unos 20 minutos largos. No olvides cocerlas con sal y a fuego medio, para que no se deshagan. Mientras, puedes ir preparando el pulpo. En una sartén con el fondo cubierto de aceite, dora las patas enteras por todos sus lados, luego las cortas en medallones de tamaño regular y las reservas.

ACABADO Y PRESENTACIÓN ....

Cuando hago tostas me gusta que el pan esté ligeramente caliente y crujiente, así que siempre dejo para el final la preparación del pan. Con hornearlo durante 4 o 5 minutos en el horno precalentado a 160 °C será suficiente. Al minuto de sacar las rebanadas del horno, puedes empezar a montarlas: coloca varias rodajas no muy gruesas de patata cocida y los medallones de pulpo. Termina espolvoreando pimentón dulce, sal Maldon, aceite de oliva virgen extra y unas rodajas muy finas de piparras o guindilla verde.

TIPS ....

El pulpo es una alternativa de revitalizante energético. Como muchos otros mariscos, el pulpo contiene altos índices de taurina que muchas bebidas energéticas introducen mediante procesos sintéticos. En el pulpo, ese empujón de vitalidad lo encuentras de manera natural. Sus beneficios, como los del propio pulpo, son infinitos. Eso sí, el pulpo también es uno de los mariscos con mayores índices de ácido úrico, así que controla su consumo.

El auténtico pan de maíz no debería contener harina de trigo (es posible que lo encuentres con mezclas de harina de trigo y maíz en determinados porcentajes), ni tampoco levadura industrial, o, al menos, en mucha menor proporción que el pan blanco tradicional (hay quien lo suele «levantar» solo empleando una cucharadita de bicarbonato en la mezcla). Es más dulce que el pan blanco y está delicioso en tostadas o tostas, aportando un magnífico contraste con el pulpo y el resto de los ingredientes de este plato.

Tosta de pulpo

a la gallega

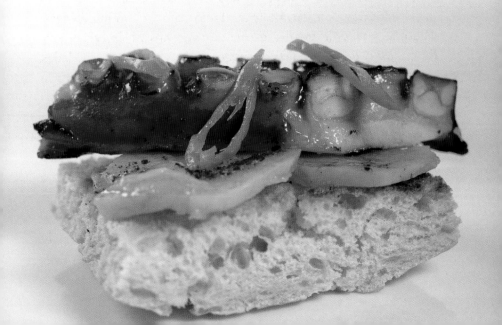

Crema de porrusalda
con bacalao

VALOR NUTRICIONAL POR RACIÓN:
Calorías: 380
Proteínas: 26,4 g
Hidratos de carbono: 11,0 g
Grasas: 7,6 g

INGREDIENTES PARA 4 PERSONAS
Para el bacalao
Lomo de bacalao 400 g
Aceite de oliva virgen extra acidez 0,4 160 ml
Ajo fresco 1 diente

Para la porrusalda
Bacalao fresco 200 g
Patata gallega 200 g
Puerros 300 g
Sal fina Una pizca
Fumet de pescado 1,2 litros

Para la guarnición
Patatas pequeñas 100 g
Puerros

Otros
Cebollino

ELABORACIÓN...
Del bacalao:
Raciona el bacalao en porciones iguales, que tengan unos 100 gramos cada una. Confita los ajos en el aceite a 90 °C hasta que adquie-

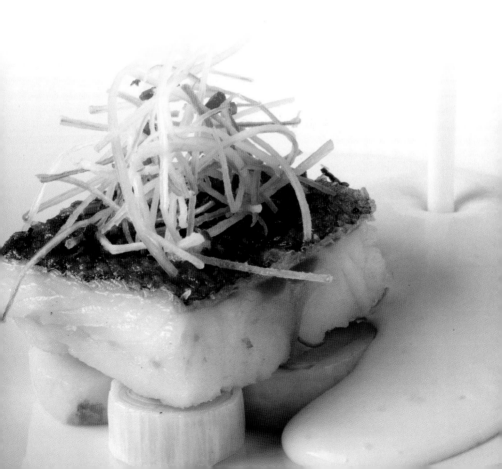

ran un color ligeramente tostado, luego introduce el bacalao hasta que en su centro alcance 45-50 °C de temperatura. Escúrrelo bien de aceite y resérvalo.

De la porrusalda:

Separa 100 gramos del puerro para la decoración. El resto, límpialo, córtalo en rodajas, desmenúzalo bien y rehógalo a fuego fuerte. Añade a continuación la patata y el bacalao y déjalo cocer durante 15 minutos. Pasado ese tiempo, mójalo con el fumet de pescado y mantenlo al fuego durante otros 30 minutos más. Ponlo a punto de sal, tritúralo todo en un vaso americano, cuélalo y reserva hasta el momento de montar el plato. Sírvelo bien caliente. Corta en juliana el puerro reservado y fríelo en aceite bien caliente. Cuando lo saques escúrrelo en papel de cocina y resérvalo.

De la guarnición:

En esta ocasión, te propongo una base de patata que puedes preparar cocida o confitada y rodajas de puerro de un centímetro de grosor que puedes cocinar a la plancha o en horno (5 minutos a 180 °C), en ambos casos untando el fondo de la sartén o placa en aceite.

ACABADO Y PRESENTACIÓN ....

Distribuye en el fondo del plato tres rodajas de patata y otras tres de puerro, y coloca sobre ellos la ración de bacalao y el puerro frito en juliana. En el momento de servir, añade la crema de porrusalda bien caliente y decora con un poco de cebollino picado muy finamente.

TIPS ....

Por sí sola, la porrusalda es una crema exquisita llena de sabor y nutrientes que podrías consumir como primer plato a la hora de la comida o como plato único en una cena, acompañada, por ejemplo, de una pieza de fruta como postre. Aprovecha ya que estás manos a la obra y haz una cantidad mayor que podrás guardar en la nevera un par de días.

El puerro es un potente diurético que nos ayudará a evitar retenciones de líquidos, además de disminuir la presión arterial. Y lo mejor de este ingrediente, puedes consumirlo crudo en ensaladas, cortado en juliana por ejemplo, o cocinado de infinitas maneras. Otra de las sopas o cremas más famosas cuyo ingrediente principal es el puerro es la vichyssoise que se toma fría en verano y que además de refrescante, es una deliciosa fuente de vitaminas.

Si tienes dificultad con los confitados porque no llegas a encontrar su punto, puedes hacer el bacalao en el horno: dóralo primero en una sartén con aceite donde previamente hayas freído ajo en lonchas y termínalo en el horno a 10 °C durante 4 o 5 minutos.

Capítulo 7

DE LA XL A LA L
(Febrero-marzo 2009)

1. De la XL a la L

2. Del entrenamiento al sobreentrenamiento

3. Menú: Entreno por la tarde

4. Recetas:
   Batido de leche desnatada, nueces, galletas de avena, plátano y ciruelas
   Caballa con verduras
   Estofado de piña con yogur
   Tosta de guacamole con pollo y maíz frito
   Ensalada de ventresca de atún con mayonesa de atún
   Raviolis de rabo de toro y crema de patata

De la XL a la L

La sonrisa que me devolvía el espejo se amplió el día en el que me di cuenta de que ya tenía que cambiar de ropa. Todo me estaba ancho y cuando pasé por mi tienda habitual, fue el momentazo:

—¿Qué talla?

—La L, por favor.

Me probé los pantalones con el miedo de que no fuera la talla correcta, pero al ver que me quedaban perfectos, me llevé varios.

En casa todos los días me miraba al espejo y aunque no empecé a correr con el objetivo de bajar de peso, debo admitir que los resultados me empezaron a dar ánimos. Incluso escrutaba mi cuerpo en busca de algún musculillo, como los de esos que salen en las portadas de las revistas.

Un día, mi hijo Javi al salir del baño me pilló haciendo una pose y me soltó:

—Papá, te miras más al espejo que las mujeres.

La respuesta aunque cariñosa fue una inevitable colleja. Mi hijo se reía de mí, pero el pequeño cambio físico me hacía sentir aún más satisfecho con la evolución del entrenamiento.

Estos pequeños detalles son muy importantes y pueden ser cruciales en el trabajo y en la vida. En esos días, recuerdo que hice un cambio de vajilla en el restaurante. Quizá con la intención de dar un nuevo aire con el que mirarnos al espejo tras nuestro fallido intento de obtener la segunda estrella Michelin.

Como en un pase de modelos, los proveedores nos trajeron muestras de vajillas que iban desfilando por la mesa. Manolo, Alfonso, María José y yo nos pusimos a discutir sobre los platos y los vasos e incluso sobre cómo debíamos montarlos y, por supuesto, sobre cuánto nos queríamos gastar. Para eso estaba allí Manolo, quien cuida no solo de que no se nos vayan los presupuestos de las manos, sino también porque su opinión para mí tiene gran valor. Él es quien nos pone los pies en el suelo a todos.

El caso es que uno de los proveedores nos mostró un vaso que quizás es el más bonito que haya visto nunca. Era un vaso transparente, con irisaciones pintadas a mano en amarillo. Pero el precio era brutal: ¡80 euros cada uno!

Ya habíamos hecho una gran inversión cuando reformamos la sala del restaurante La Terraza del Casino de la mano de Jaime Ayllón, pero mi sumiller María José me quitó de dudas:

—Mira, Paco, si esto parece el vaso para el cepillo de dientes.

Tras la carcajada buscamos con mimo otro, que no era el más caro, pero sí el que mejor nos encajaba. Y esto es un detalle más de todos los que conforman la alta cocina.

Los uniformes de los camareros y de los maestresalas fueron el siguiente paso. Miguel Palacio diseñó los trajes con los que queríamos transmitir nuestro espíritu: un espacio clásico en el que se ofrece la comida más vanguardista.

Esta fue también nuestra filosofía de cambio en la cocina. Cuando entré en La Terraza del Casino se elaboraban recetas muy clásicas y el objetivo era que la modernidad se colara con elegancia entre los probados platos tradicionales, los favoritos entre nuestra clientela en aquel momento, en su mayoría socios del propio Casino, cuya media de edad superaba la cincuentena.

Siguiendo este precepto, nuestro menú de vanguardia se inició introduciendo los platos más revolucionarios en los *snacks*, a modo de aperitivo. El menú continuaba con platos más clásicos aunque con una visión contemporánea, hechos con ingredientes atractivos para los clientes, como los que llamo «el trío vencedor»: merluza, solomillo y bacalao. Poco a poco fuimos eliminando estos platos y, al mismo tiempo, nuestra clientela fue variando. A nivel conceptual prescindimos de los grandes platos de ración e incorporamos los formatos más pequeños de menú degustación. No obstante, en la actualidad, aunque nuestros clientes son en un 90% extranjeros que vienen atraídos por un menú de vanguardia, mantenemos alguno de nuestros grandes clásicos como el jarrete de ternera.

Estos cambios son tan importantes como el de poder usar una talla menos. Y mientras mi talla se reducía, la tabla de entrenamiento «engordaba». Había que esforzarse más día a día, sacrificarse y planificar. Pero el esfuerzo se compensaba con la sensación de percibir mi cuerpo más nítido que nunca: me comenzaba a sentir ligero y eso que aún pesaba ¡100 kilos!

Un entrenamiento de 12 kilómetros que antes me parecía un suplicio, ahora se me hacía corto. Es más, cuando veía en el reloj GPS que me quedaban seis kilómetros pensaba: «¡Esto está hecho!» Sin embargo, apenas hacía unos meses que los 6 kilómetros eran mi entrenamiento más largo de la semana.

Estos cambios no solo los percibía yo, sino también la gente que me rodeaba, que me decía a cada rato lo delgado que me estaba quedando.

Pero aquello no había hecho más que empezar.

Del entrenamiento al sobreentrenamiento

No hay nada peor que que se te pase una cocción. Lo mismo ocurre con el entrenamiento. El paso del entrenamiento al sobreentrenamiento se produce en un descuido, sin darte cuenta y todo por tu falta de confianza en ti mismo.

Por más que la intención sea buena y la motivación sea grande, la inseguridad es silenciosa y es la que nos lleva a hacer más y más kilómetros. Sin duda es fácil saciar a nuestros músculos y hormonas, pero no es tan sencillo saciar nuestra inseguridad.

Una persona profesionalmente cualificada, con experiencia y objetividad, usualmente llamado «entrenador», probablemente corra el mismo riesgo que tú a la hora de entrenar, pero sin duda será el indicado para recomendarte cómo puedes enfocar tu entrenamiento de la mejor forma.

Delegar la confianza y la responsabilidad de tu entrenamiento a un profesional es la mejor manera para no tener que vivir ese desilusionante momento en que te das cuenta de que el haber hecho más, no fue lo mejor.

Si la fe mueve montañas, un buen entrenador con una planificación acorde acompaña al atleta en el camino de sus sueños, solo hay que confiar en él y, juntos, creer en ti mismo.

«Hacer más no siempre es lo mejor.»

MENÚ ENTRENO POR LA TARDE

DESAYUNO...
Café con leche o infusión
Tosta integral con jamón de pavo y huevo escalfado
Pieza de fruta

ALMUERZO..
Batido de leche desnatada, nueces, galletas de avena,
    plátano y ciruelas

COMIDA ....
Crema de ave con coliflor
Caballa con verduras
Estofado de piña con yogur

MERIENDA ....
Tosta de guacamole con pollo y maíz frito

CENA ....
Ensalada de ventresca de atún con mayonesa de atún
Raviolis de rabo de toro y crema ligera de patata

COMENTARIO..
Hay que eliminar el falso mito de no comer hidratos por la noche. Al entrenar por la tarde se necesita recuperar glucó-geno que en este menú nos lo aportarán los raviolis y la crema de patata, todo ello acompañado de una buena proteína

como la carne de rabo de toro, el atún y la crema de yogur, permitiendo la regeneración muscular durante la noche de forma adecuada.

Batido de leche desnatada, nueces, galletas de avena, plátano y ciruelas

VALOR NUTRICIONAL POR RACIÓN:
Calorías: 376
Proteínas: 15,1 g
Hidratos de carbono: 42,9 g
Grasas: 14,9 g

INGREDIENTES PARA 4 PERSONAS
Leche desnatada 800 ml
Nueces 80 g
Galleta de avena 100 g
Plátano 500 g
Ciruelas 60 g
Canela molida

ELABORACIÓN..
Pela y lava bien las frutas e introdúcelas en un vaso americano junto con la leche. Tritúralo todo bien y pásalo por un colador fino. Resérvalo en el frigorífico hasta el momento de consumirlo.

ACABADO Y PRESENTACIÓN ....
Sirve el batido en un vaso de cristal y termina la presentación espolvoreando canela molida.

TIPS ....
No puede faltar avena en la despensa de un deportista, bien en copos o en galletas para tomar entre horas, porque además de mucha fibra tiene un bajo índice glucémico y elevado contenido en hidrato de carbono complejo. La leche nos va a aportar dos magníficas proteínas que van a acelerar la reconstitución muscular, la caseína y la proteína del lactosuero, que está pre-

sente también en la lecha desnatada, así que te recomiendo estos dos ingredientes como una excelente base para cualquier batido que quieras prepararte de cara a una actividad deportiva.

Basta con quitar el plátano para conseguir un batido más «light», con menos calorías e hidratos conservando prácticamente todo el nivel de proteína, pero si vas a salir a correr, montar en bici, nadar o actividades similares, seguro que sabes que es de los mejores remedios para evitar los temidos calambres.

Batido de leche desnatada, nueces, galletas de avena, plátano y ciruelas

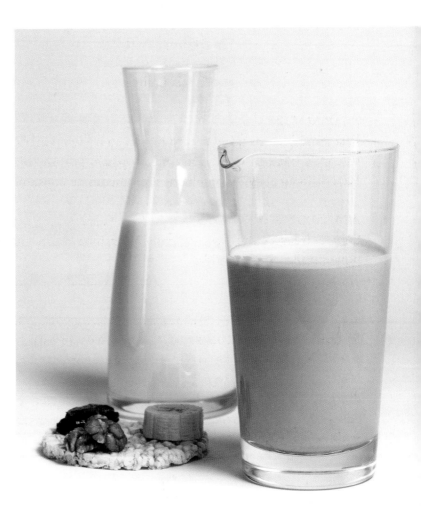

Caballa
con verduras

VALOR NUTRICIONAL POR RACIÓN:
Calorías: 165
Proteínas: 15,8 g
Hidratos de carbono: 4,3 g
Grasas: 8,9 g

INGREDIENTES PARA 4 PERSONAS
Caballa fresca 600 g

Para las verduras
Zanahoria 2 unidades
Calabacín 2 unidades
Espárragos 8 unidades
Tirabeques 8 unidades
Cherrys 4 unidades

Otros
Sal Maldon
Aceite de oliva virgen extra
Aceite de sésamo

ELABORACIÓN...
Limpia bien todas las verduras y con la ayuda de una mandolina haz láminas longitudinales finas. Cuécelas en agua con sal por separado, ya que cada verdura requiere tiempos diferentes, dejándolas «al dente». Mezcla todas las verduras añadiendo un chorro de aceite de oliva virgen extra, pon a punto de sal y reserva.

ACABADO Y PRESENTACIÓN ....
Limpia de escamas y espinas las caballas y raciona en porciones de tamaño medio. Marca ambos lados del pescado en una sartén con unas

gotas de aceite de oliva y fuego fuerte hasta dejarlas al punto deseado. Mientras tanto, distribuye las verduras en platos individuales para luego añadir las porciones de caballa recién salidas de la sartén. Termina con unas gotas de aceite de sésamo, sal Maldon y aceite de oliva virgen extra.

TIPS ....

La caballa es uno de los pescados más ricos en vitamina B_3, B_6, B_9 y B_{12}. Es un pescado azul que generalmente se consigue a precios muy bajos, así que su relación coste/valor nutricional no encuentra rival en el mar. Deliciosa en multitud de preparaciones y su único inconveniente es el de sus espinas. Es rica en yodo, por lo que ayuda a procesar los hidratos de carbono y también a mantener la dieta a raya.

Snacks de verduras. El crujiente del tirabeque, la deliciosa textura del espárrago blanco y zanahorias y calabacines cortados en bastoncitos los puedes convertir en un nutritivo aperitivo. Igualmente, busca el punto de cocción adecuado para cada verdura y escurre muy bien el agua a la hora de servirlos. Un vasito de soja al lado para mojarlas y tienes un acompañamiento de lujo para otros pescados o carnes.

Caballa
con verduras

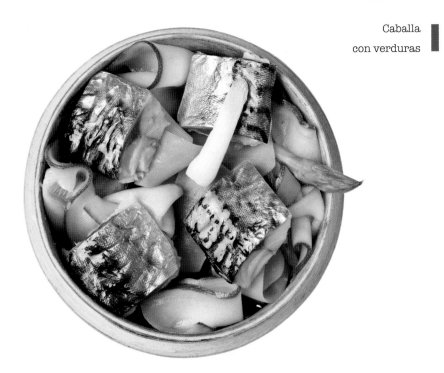

Estofado de piña
con yogur

VALOR NUTRICIONAL POR RACIÓN:
Calorías: 467
Proteínas: 10,1 g
Hidratos de carbono: 42,9 g
Grasas: 28,0 g

INGREDIENTES PARA 4 PERSONAS
Yogur griego 600 g

Para el estofado de piña
Piña natural 500 g
Azúcar 100 g
Mantequilla 50 g
Zumo de piña 100 ml

Otros:
Sésamo blanco tostado

ELABORACIÓN...

Del estofado de piña:
Pela la piña y retira el centro. Córtala en dados pequeños. Añade azúcar a una sartén antiadherente a fuego medio y haz primero un caramelo oscuro. Agrega luego la piña, removiendo durante unos minutos con cuidado de no romperla demasiado, y por último añade el zumo de piña poco a poco. Deja unos minutos a fuego medio hasta que el jugo reduzca. Por último, retira del fuego, añade la mantequilla y mezcla uniformemente.

ACABADO Y PRESENTACIÓN ....

Combina una base de yogur griego con otra del estofado de piña y termina espolvoreando sésamo blanco tostado.

TIPS ....
Este postre tiene casi 500 calorías. Parece un pecado, pero pronto van a «salir» del cuerpo. He preferido comer ligero y meter a los músculos una gran dosis de azúcar e hidratos de carbono en el postre procedente de la fruta y el yogur para tener nuestras piernas listas para la actividad de esta tarde, y tener energía para empezar fuerte. Es un postre además muy digestivo que no te resultará pesado de digerir.

La piña estofada, bien triturada, la puedes convertir en una compota para untar sobre tostada en el desayuno o mezclar con quesos frescos a la hora del aperitivo o merienda, pero servida caliente acompaña perfectamente a carnes de ternera, pollo o cerdo.

Estofado de piña
con yogur

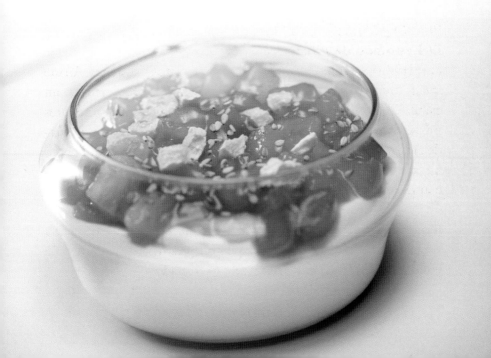

Tosta de guacamole
con pollo y maíz frito

VALOR NUTRICIONAL POR RACIÓN:
Calorías: 250
Proteínas: 21,2 g
Hidratos de carbono: 7,4 g
Grasas: 14 g

INGREDIENTES PARA 4 PERSONAS
Para el guacamole
Aguacates 2 unidades
Chalota 40 g
Tomate rojo 80 g
Chile serrano ½ unidad
Lima ½ unidad
Cilantro fresco 5 hojas
Sal Una pizca
Tabasco 4 o 5 gotas, al gusto

Para el pollo
Pechuga de pollo 400 g
Aceite de oliva virgen extra 30 ml

Otros
Tosta de pan de coca 4 unidades
Tomate en dados
Hojas de cilantro
Chalota
Maíz frito
Sal Maldon

Tosta de guacamole
con pollo y maíz frito

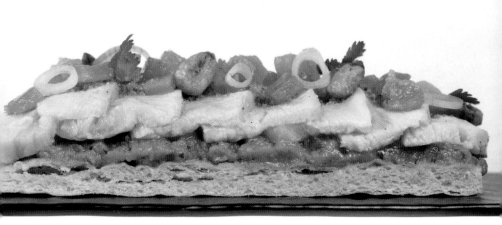

ELABORACIÓN..

Del guacamole:

Añade en un recipiente el tomate limpio de piel y pepita cortado en dados, los aguacates pelados, la chalota picada, hojas de cilantro, chile serrano, sal, zumo de media lima y tabasco. Tritura con la túrmix hasta conseguir una masa homogénea y resérvalo.

De las pechugas de pollo:

Salpimiéntalas y pásalas por la sartén a fuego fuerte durante 3 o 4 minutos por cada lado, según el grosor de la pechuga. Cuando estén doradas y bien hechas por dentro retíralas para trincharlas en secciones de medio centímetro de grosor.

ACABADO Y PRESENTACIÓN ....

En el momento de acabarlas prepara las tostas de pan de coca. Corta la masa en secciones rectangulares o al gusto e introdúcelas 3 minutos al horno precalentado previamente a 180 °C. Sobre cada tosta, pon una base de guacamole, coloca encima el pollo y decora con dados de tomate, unas hojas de cilantro, varias láminas de chalotas y maíz frito, utilizando la mitad de granos triturados y la mitad enteros.

TIPS ....

Si estabas ya echándolo en falta, aquí está el pollo, junto con el atún, otra de las fuentes de proteína vitales en cualquier deportista. En este caso, pechuga, la parte más limpia y magra del pollo, de las carnes con mejor relación proteína/grasa. Cuando consumas otras partes, evita la piel y siempre cocínalo en exceso.

Necesito que te repongas bien, estás a mitad de camino para alcanzar esa disciplina en el deporte y la alimentación que te va a permitir lograr tus objetivos. Estos días en los que has pasado a entrenar por la tarde es más importante que administres al cuerpo antes de dormir la más variada selección de nutrientes. No debes soltarte los dos platos propuestos para la cena. Y recuerda la importancia de masticar muy bien todos los alimentos.

Si prefieres «picotear», te propongo otra versión. Extiende tanto como puedas el pan de coca y córtalo en triángulos semejantes a los nachos. Hornéalos y déjalos enfriar. Utilízalos para mojarlos en el guacamole. Recuerda que picar no es comer mal. Tómate también tu tiempo y si hoy te apetece una copa de buen vino o cerveza, disfrútala.

Ensalada de ventresca de atún con mayonesa de atún

VALOR NUTRICIONAL POR RACIÓN:
Calorías: 495
Proteínas: 14,4 g
Hidratos de carbono: 2 g
Grasas: 52,2 g

INGREDIENTES PARA 4 PERSONAS
Para el atún
Ventresca de atún 400 g
Sal gorda 900 g
Azúcar 300 g
Aceite de oliva 2 litros

Para la mayonesa de atún
Huevo fresco 50 g
Aceite de oliva de confitar el atún 150 g
Sal Una pizca

Otros (para decoración)
Endivia baby
Semillas de tomate
Aceituna manzanilla sin hueso
Brotes de estragón
Alcaparra pequeña
Pimiento de Padrón
Aceite de oliva virgen extra
Pepino

ELABORACIÓN ....
De la ventresca de atún:
Limpia bien el exceso de grasa y las espinas de la ventresca de atún.
En un recipiente alto añade el azúcar y la sal gorda, mezcla, e intro-

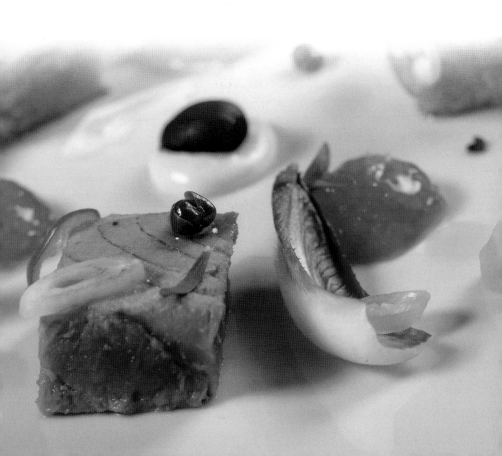

duce la ventresca de atún en la salmuera durante 2 horas. Transcurrido ese tiempo, lava y seca bien la pieza antes de confitarlo. En una olla donde quepa bien la ventresca pondremos el aceite de oliva y lo intentaremos mantener durante todo el proceso de confitado a 50 °C. Conseguirás el punto cuando el centro del pescado esté sobre 45 °C, para lo cual tendrás que ayudarte de un útil termómetro de cocina. Tras escurrir bien el aceite (lo reservas), haz porciones de unos 25 gramos cada una.

De la mayonesa de atún:

En un vaso de paredes altas añade el huevo. Bate con la túrmix añadiendo al mismo tiempo aceite de la confitura a hilo fino, hasta conseguir la textura típica de la mayonesa. Rectifica de sal y reserva.

ACABADO Y PRESENTACIÓN ....

En el centro del plato distribuye varios pedazos de ventresca de atún, y sobre ellos coloca una alcaparra pequeña, un brote de estragón y una rodaja fina de pimiento de Padrón. Decora el resto del plato con hojas sueltas de endivia, varias semillas de tomate rojo, bastones de pepino y la mayonesa de atún, terminando con unas escamas de sal Maldon y un hilo de tu aceite de oliva virgen extra preferido.

TIPS ....

Intenta cenar, como poco, dos horas antes o después del entrenamiento, y antes de ingerir alimentos intenta recuperar la hidratación que el cuerpo ha perdido, pero bebe poco a poco. El agua u otros líquidos en abundancia pueden saciarte y quitarte el hambre, y necesitamos recargar nuestras pilas de alimentos de calidad nutricional para que, mientras dormimos, nuestros músculos recuperen debidamente.

Nuevamente, recurrimos a nuestro pescado comodín, el atún. A estas alturas seguro que ya sabes que una ración de 100 gramos contiene, probablemente, la mejor fuente para completar la ración diaria recomendada de proteína de una persona normal. Combinado con algún hidrato y algo de verdura, es el mejor reconstituyente.

Al hacer la mayonesa de atún, añade el aceite cuando haya reducido la temperatura hasta unos 75-70 °C más o menos, esta temperatura será suficiente para evitar riesgos de salmonelosis en las mayonesas caseras. En su defecto, puedes añadir un chorrito de agua muy caliente cuando esté hecha.

Raviolis de rabo de toro
y crema de patata

VALOR NUTRICIONAL POR RACIÓN:
Calorías: 1307
Proteínas: 98,7 g
Hidratos de carbono: 22,3 g
Grasas: 86,7 g

INGREDIENTES PARA 4 PERSONAS
Para el relleno de raviolis de rabo de toro
Rabo de toro 2 kilos
Pimienta Una pizca
Aceite de oliva virgen extra 2 cucharadas
Cebolla 1 unidad
Ajos 5 dientes
Zanahoria 1 unidad
Puerro 1 unidad
Tomates 2 unidades
Laurel 1 hoja
Tomillo fresco 1 ramillete
Romero fresco 1 ramillete
Vino tinto 200 ml

Para los raviolis
Hojas de pasta wantón 12 láminas

Para la crema de patata
Patatas 500 g
Nata 200 ml
Mantequilla 200 g
Aceite de oliva virgen extra 75 ml
Romero 3 ramilletes
Pimienta blanca molida Una pizca
Sal

Raviolis de rabo de toro
y crema de patata

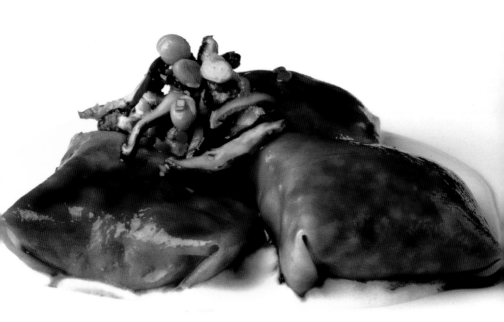

Para el salteado de setas
Habas tiernas 150 g
Pimientos piquillo 150 g
Setas shitake fresca 150 g

Otros
Cebollino
Sal Maldon

ELABORACIÓN..

Del relleno de los raviolis:
Salpimienta el rabo de toro y dóralo en una cacerola alta con la base cubierta de aceite de oliva. Cuando esté, sácalo y en ese mismo aceite añade toda la verdura previamente cortada en juliana para pocharla por completo. Vuelve a añadir el rabo de toro a la cacerola, añade el vino y mantenlo a fuego fuerte hasta reducirlo. Cúbrelo de agua y cuece a fuego suave desespumando cuando sea conveniente. Cuando el rabo de toro esté bien tierno, sácalo y desmiga la carne mientras el caldo reduce hasta quedar un poco espeso. Luego cuela ese caldo y resérvalo para salsear los raviolis en el momento de sacarlos a la mesa.

De los raviolis:
Cuece la pasta wantón en abundante agua. Cuando esté, escurre bien y extiende las láminas sobre la mesa. Pon en cada una de ellas una pequeña cantidad de migas de rabo de toro y envuelve como si fueran raviolis.

De la crema de patata:
Cuece las patatas y pásalas por un pasapuré, añade la mantequilla, la nata y aceite de oliva sin dejar de remover con una paleta hasta conseguir un puré homogéneo. Salpimienta y reserva.

Del salteado de setas y habas:
En una sartén con un poco de aceite a fuego medio, añade las setas cortadas en juliana y saltea durante 2 minutos. Añade posterior-

mente las habas y los pimientos del piquillo previamente cortados en cuadrados pequeños. Rectifica de sal y resérvalo.

ACABADO Y PRESENTACIÓN ....
Acaba los raviolis en el momento de montar el plato. Prepara una bandeja de horno con papel de horno y pon los raviolis sobre ella. Añade unas gotas de agua y tapa con otro trozo de papel. Mantenlos en el horno a 180 °C entre 8 y 10 minutos. Para presentarlos, partiendo de una base de crema de patata por encima 3 raviolis y salséalos. Termina con unos toques de cebollino muy picado y unos cristales de sal Maldon.

TIPS ....
Para desmigar bien el rabo de toro la carne debe estar muy bien cocinada, y eso puede llegar a ser horas de cocción, según su calidad. Ve probando con un cuchillo y cuando veas que la carne se separa bien del hueso es que está en su punto.

Es una carne gelatinosa exquisita al paladar. Si has rellenado todos los raviolis y te ha sobrado carne, puedes montarte unas sabrosas tostas para otro día de la semana. Un pan ligero tostado, una base de pimientos del piquillo y migas de rabo de toro. ¡Exquisito!

El rabo de toro tiene una calidad nutricional inferior a otras piezas, en especial porque tiene algo más de grasa, pero al haber entrenado fuerte las últimas horas del día, tu cuerpo la va a dinamitar mientras duermes. Esta es una cena en la que busco una potente combinación de proteína, hidratos y vegetales, sin olvidarnos antes y después de una correcta hidratación: poco líquido, pero muchas veces.

Capítulo 8

ENCUENTRA TU RITMO
(Abril-mayo 2009)

1. Encuentra tu ritmo

2. Con ritmo

3. Menú para llevarte a la oficina

4. Recetas:
   Ensalada campera de pulpo
   Escalivada de pollo
   Tortilla de espinacas y boquerones
   Tiramisú

Encuentra tu ritmo

Cada mañana me seguía levantando a las seis de la mañana, pues «no por mucho madrugar amanece más temprano».Y es que el tiempo es el que es, y lo que hay que conseguir es aprender a gestionarlo y a priorizar siguiendo tus propios objetivos y retos.

En la cocina hay que tener claro que el tiempo está marcado por el objetivo de conseguir dar de comer a su hora al cliente. Si viene a mediodía, a las 13.30, y si es para la cena, a las 21.00.Todo tiene que estar listo para que en dos horas y media, cuarenta clientes puedan disfrutar en tiempo y forma de 25 platos cada uno de ellos.

Así que todas las noches tras el servicio planificamos lo que hay que preparar de *mise en place* para el día siguiente.Y aunque los cocineros tienen un horario más o menos establecido, dependiendo de nuestras necesidades, tenemos que adaptar horarios. No soy partidario de largas jornadas en los restaurantes que acaban con cualquiera.Además, tengo noventa personas a mi cargo, y no es de recibo esclavizar al personal.

Siempre me he preguntado por qué hay que dedicar 13 o 14 horas a la cocina. Quizá fue por aquello que me dijo mi padre al enterarse de que quería ser cocinero: «Ni se te ocurra quemarte las pestañas en una cocina.» No obstante, caigo en la contradicción por pura vehemencia. Por eso, al marcarme un nuevo objetivo con el deporte, me di cuenta de la importancia de gestionar mi tiempo personal.

Me planteé hacer algún cursillo de gestión de agenda, porque estas cosas que parecen superficiales a veces son cruciales, pero no encontré el momento. Así que mi truco consistió en cuadrar con mi agenda lo que disponía mi entrenador.

El entrenador me planificaba por semana y yo introducía cada uno de los entrenamientos en el momento que podía. Así, si una mañana tenía una reunión muy temprano, intentaba entrenar por la tarde, pero si ese día coincidía que había un evento importante que me exigía estar en mi trabajo, pues lo dejaba para otro día.

Sin embargo, cuando fueron pasando los días, empecé a percibir que entrenar por la mañana era lo mío. Me levantaba a las seis y a las siete a correr al Retiro o, si no, iba al gimnasio. Además, los entrenos por la tarde siempre me costaba más cumplirlos, así que prioricé tener las mañanas para mí. Y, aunque sabía que era un error, en muchos casos el entrenamiento lo podía hacer a cambio de quitar horas al sueño.

Cuando tienes que viajar todo cambia. Uno de los motivos por los que la cocina ha evolucionado tanto es gracias a que los chefs han comenzado a viajar por España y fuera de ella. En estos viajes tenemos la oportunidad de conocer productos y técnicas distintas y adaptarlos a nuestra propia cocina. A la vez, nosotros también llevamos el mensaje de la cocina de vanguardia por cada rincón, el de la creatividad sin barreras y sin miedo, aunque con cabeza.

Hasta entonces, cuando yo viajaba para intervenir en cualquier evento gastronómico, nunca tenía tiempo de visitar la ciudad. Las agendas apretadas, el cansancio y en ocasiones el *jet lag* debido a la diferencia horaria lo impedían. En un primer momento, también pensé que lo de entrenar iba a ser un imposible, pero dándole vueltas llegué a la conclusión de que podría gestionar mi tiempo también de viaje. Y de pronto me di cuenta de que podía matar dos pájaros de un tiro haciendo turismo en zapatillas.

Es genial salir a una calle desconocida, respirar y dejarte llevar por tus pies. Miras a los lados, ves a la gente, miras hacia arriba y te quedas con los detalles de una nueva arquitectura que entra por tus ojos y que llega a través del flujo sanguíneo a todo tu cuerpo.

La primera vez que me calcé las zapatillas para ver la ciudad desde el movimiento fue en Viena. Es una ciudad que me impactó al verla desde el coche que me llevaba al hotel donde tenía que preparar una cena de promoción de España. Sin embargo, esa mirada robada desde la ventanilla me parecía muy poco para todo lo que me podría ofrecer. Al día siguiente, en unas horas libres, decidí volver a pasar por los lugares que había visto, pero en mis zapatillas. Primero, me estudié un mapa y memoricé el recorrido. Era tan sencillo como cruzar el puente y meterme de lleno en el corazón imperial de la ciudad, con suelo empedrado, que no es lo más agradable para correr, pero la emoción de lo que ves hace que ni lo notes. Al llegar al edificio de la Ópera di media vuelta y me fui de nuevo al hotel a cocinar.

Comencé así a pensar más mis viajes y el hotel en el que me alojo, pues busco que tenga gimnasio o que esté cerca de un parque o de una zona emblemática para poder correr.

En otro viaje con el también cocinero y corredor Joaquín Felipe decidí conocer la ciudad desde las zapatillas. De pronto, comenzamos a ver otros corredores con una camiseta de «Carrera por la Paz», una carrera popular de 5 kilómetros que se celebraba ese mismo día. Así que, pese a los diez que ya llevábamos, nos liamos, pagamos sobre la marcha la inscripción y completamos esa carrera que hizo que recuerde este viaje como uno de los mejores que he hecho.

Visitar ciudades para participar en sus eventos deportivos es toda una experiencia, y para mí, la de Berlín ha sido una de las más memorables. Había estado muchas veces en la ciudad, pero siempre por trabajo y jamás la había visto realmente hasta que no corrí por sus calles y avenidas.

Acompañé a algunos de mis amigos a la maratón de Berlín, aunque mi función era únicamente de «liebre». Así que me incorporé a la carrera en el kilómetro 12 y sin presión y solo como aperitivo de lo que sería mi gran reto: la maratón de Nueva York.

Además de pasarlo genial, me quedé prendado de esa ciudad salpicada de parques que parecen bosques, o la histórica puerta de Brandenburgo que me hacía sentir en medio de una ópera o de una peli de la guerra fría.

Y todo a mi ritmo desde mis zapatillas.

Con ritmo

No solo hay que tener ritmo para bailar cada canción o para hablar de un tema. También para entrenar. El ritmo debe estar presente en cada uno de los entrenamientos de carrera en correctas dosis y formas diferentes.

Un ritmo de paso acorde, aproximadamente de 180 pasos por minuto por ejemplo, es un ritmo ideal para que nuestro sistema muscular, articular y tendinoso funcione a la perfección.

Este ritmo ayuda a que la técnica sea más efectiva y que se tenga un desgaste menor, con lo que se mejora el rendimiento, especialmente, tras varias horas de carrera, por lo que es ideal para afrontar el temible «muro», el gran problema de los maratonianos. Se llama así al temido kilómetro 30 de la maratón, al que suelen llegar muy perjudicados los atletas. A partir de ahí, todo es dolor. Por ello psicológicamente hay que estar muy preparado, además de físicamente.

Otra gran herramienta para entrenar el ritmo son las series. Está comprobado que las series a alta intensidad mejoran el rendimiento incluso en deportes de fondo. Ayudan a activar fibras y a cargar un poco nuestro sistema cardiovascular preparándolo para un cambio de ritmo o un pequeño desnivel.

Las series extensivas, a ser posible progresivas y a ritmo de carrera y con un buen ritmo de paso, son fundamentales en un entrenamiento de maratón. Este entrenamiento es ideal tanto como para conocerte lo suficiente para ir determinando cómo será tu ritmo en la carrera, como para aprender a dosificar tu esfuerzo en la misma o simplemente fortalecer el «entrenamiento mental» manteniendo tu concentración en un ritmo de paso alto, a un ritmo de carrera «ideal».

El mejor consejo es que no comiences una carrera de forma muy veloz y que utilices el entrenamiento de series para entrenar tu ritmo.

«Lo más importante no es la velocidad, sino el ritmo.»

MENÚ ENTRENO PARA LLEVARTE A LA OFICINA

COMIDA ....
Ensalada campera de pulpo
Escalivada de pollo
Tortilla de espinacas y boquerones
Tiramisú

COMENTARIO ....
Cuando hay que comer en la oficina nos solemos rendir a la comodidad y despachamos una de las comidas mas importantes del día de cualquier manera. Pero los menús «de tartera» no tienen por qué ser aburridos, ni mucho menos desequilibrados.
Aquí te propongo una serie de platos que no te costará mucho elaborar y en los que siempre procuro combinar fuentes de carbohidratos y proteína para que comas bien y saludable también en el trabajo.

Es importante saber si tienes algún medio para calentar tus menús o todo tendrá que ser frío, porque en según qué estaciones puede no apetecer tanto. Soy consciente de ello y he procurado que los platos te resulten apetecibles tanto en frío como en caliente.

Ensalada campera de pulpo

VALOR NUTRICIONAL POR RACIÓN:
Calorías: 180
Proteínas: 16,6 g
Hidratos de carbono: 14,2 g
Grasas: 3,6 g

INGREDIENTES PARA 4 PERSONAS
Patas de pulpo cocido 400 g
Patata mediana 4 unidades
Cebolleta 1 unidad
Pimiento rojo 1 unidad
Pimiento verde 1 unidad
Tomate rojo 3 unidades

Otros
Aceite de oliva virgen extra
Aceitunas sin hueso variedad manzanilla
Sal
Vinagre de Jerez
Pasta de aceituna negra

ELABORACIÓN...
Cuece primero las patatas en una olla con agua y sal durante 20 minutos. Mientras, lava y despepita el resto de la verdura y córtala en juliana fina mezclando unas con otras para hacer un mix de verduras.

ACABADO Y PRESENTACIÓN ....
Prepara en la tartera una base con las patatas cocidas cortadas en rodajas, gajos o dados. Haz medallones ni demasiado gruesos ni muy finos con las patas del pulpo y añádeselos al mix de verduras. Mezcla todo con

aceitunas partidas en cuartos. En el momento de comer, adereza con vinagre, aceite, sal al gusto y una cucharada de pasta de aceituna negra.

TIPS ....
Cuando te lleves menús que necesiten aderezos que contengan vinagre, es preferible llevarlos por separado, especialmente cuando son ensaladas, ya que con el tiempo acaban descomponiendo y oxidando las hojas y nos dejarán una textura desagradable. En un pequeño bote con tapa podremos preparar la mezcla exacta de vinagre, aceite y sal para removerlo cómodamente en el momento de añadirlo.

Para nosotros los deportistas es preferible consumir la patata cocida con la propia piel, siempre que sea una patata de calidad. Sin ella perderemos aportes de fibra, buena parte de las vitaminas y el almidón. Para cocer bien las patatas, métrelas directamente en la olla con agua fría para que la temperatura suba gradualmente, baja a fuego medio cuando comiencen a hervir y añade un chorrito pequeño de vinagre para que no se abran. Te quedarán perfectas.

Ensalada campera
de pulpo

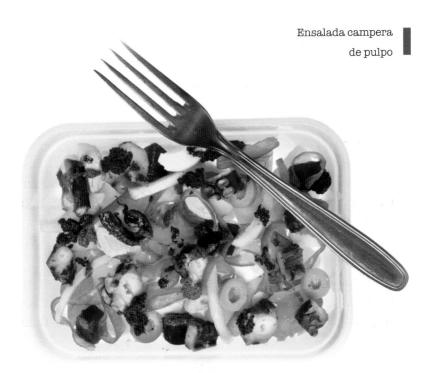

Escalivada
de pollo

VALOR NUTRICIONAL POR RACIÓN:
Calorías: 190
Proteínas: 22,2 g
Hidratos de carbono: 7,1 g
Grasas: 6,2 g

INGREDIENTES PARA 4 PERSONAS
Pechuga de pollo 400 g

Para la escalivada
Berenjena 2 unidades
Tomate rojo 3 unidades
Pimiento rojo 1 unidad
Cebolleta 3 unidades
Aceite de oliva virgen extra 100 ml
Sal Una pizca

Otros
Hojas de albahaca

ELABORACIÓN...

De la escalivada:
Lava bien toda la verdura y empieza poniendo en la placa de horno
las berenjenas pinchadas con un cuchillo, el pimiento y la cebolleta,
regándolas con el aceite. Métsalo en el horno a 170 °C durante una
hora, dando vueltas a la verdura cada cierto tiempo para lograr que
se ase de forma homogénea. Pasado ese tiempo, introduce los tomates y mantenlo todo en el horno durante media hora más. Cuando
enfríe, quita las pepitas y pieles al pimiento y la berenjena así como
las capas exteriores de la cebolleta. Pícalo todo, rectifica de sal y
añade algo de aceite del asado.

Del pollo:
Fríe las pechugas limpias y salpimentadas durante 4 minutos por cada lado, trínchalas al sacarlas del fuego y resérvalas.

ACABADO Y PRESENTACIÓN ....
Como no lo vas a consumir al momento, sería preferible que pudieras llevar el pollo y la escalivada en recipientes independientes. A la hora de comer puedes poner primero la escalivada y añadir los trozos de pollo junto con un par de hojas de albahaca o comerlos de forma separada.

TIPS ....
Fría o templada, la escalivada es una excelente guarnición a un plato de carne o pescado (exquisita con ventresca de atún), una ensalada, tostas (con anchoas, por ejemplo) o incluso como plato único esos días en los que no apetece comer caliente. Aprovecha las verduras de temporada porque puedes añadir, por ejemplo, unos espárragos.

Comer de tartera hará de ti un especialista de la organización. Si son muchos los días que te toca comer fuera de casa, a la hora de preparar los menús, valora qué puedes hacer en cantidades mayores y congelar, qué puedes conservar durante unos días y qué hay que consumir en el mismo día. La escalivaba podrás conservarla dos o tres días en la nevera si la tapas bien y la cubres de aceite. Y es un plato delicioso para repetir en la semana: basta cambiar el pollo por otra buena fuente proteica.

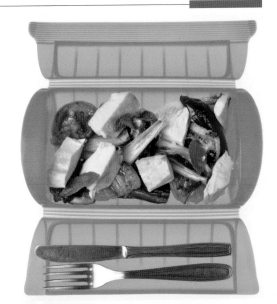

Escalivada
de pollo

Tortilla de espinacas y boquerones

VALOR NUTRICIONAL POR RACIÓN:
Calorías: 195 g
Proteínas: 21 g
Hidratos de carbono: 1,1 g
Grasas: 11,6 g

INGREDIENTES PARA 4 PERSONAS
Boquerones frescos 250 g
Espinacas frescas 300 g
Ajos 2 dientes
Guindilla 1 unidad
Huevos 5 unidades
Aceite de oliva virgen extra Un par de cucharadas
Sal Una pizca

ELABORACIÓN..

De los boquerones:

Limpia bien los boquerones y saca los filetes sin espinas. Pica el ajo y la guindilla (al gusto) para freírlos en una sartén con un poco de aceite junto con los boquerones troceados. Saca todo y resérvalo. En ese mismo aceite rehoga las espinacas durante 4 minutos, sazona y reserva.

ACABADO Y PRESENTACIÓN ....

Bate bien los huevos y añade las espinacas y los boquerones previamente rehogados. Mézclalo todo bien y cuaja la tortilla en una sartén antiadherente con un poco de aceite en el fondo.

TIPS ....
La espinaca es una de mis verduras preferidas, además la puedes consumir sin cocinar. Es deliciosa en ensaladas con un mí-

nimo de aliño (un buen aceite de oliva virgen extra y una pizca de sal). Pero tiene una carencia importante: su alto contenido en ácido oxálico hace indisoluble al hierro que nos podría aportar. De ahí la importancia del pescado azul que hemos introducido, como el boquerón, rico en este nutriente y en Omega 3.

Ya que no la vas a consumir en el momento, puedes dejar la tortilla un poco menos hecha de lo habitual, te resultará más sabrosa en el momento de comerla. Igualmente, puedes hacerla en revuelto en lugar de tortilla, acompañado de los boquerones, fritos de la misma manera que te he propuesto en la receta.

Si quieres una tortilla más esponjosa, prueba a batir las claras casi a punto de nieve y luego mezcla todos los ingredientes. También puedes añadir un par de cucharaditas de leche. Para que no se te pegue a la sartén, calienta muy bien el aceite antes de echarla.

Tortilla de espinacas
y boquerones

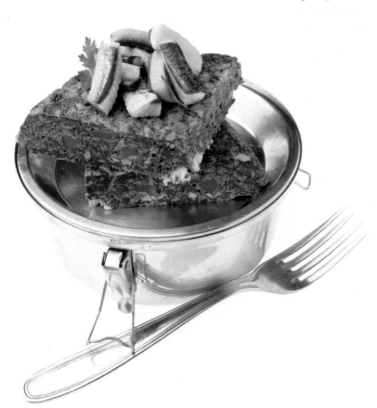

Tiramisú

VALOR NUTRICIONAL POR RACIÓN:
Calorías: 690
Proteínas: 46,3 g
Hidratos de carbono: 78,1 g
Grasas: 61,6

INGREDIENTES PARA 4 PERSONAS

Para el tiramisú

Bizcocho de soletilla 400 g

Café de Colombia 200 ml

Queso mascarpone 500 g

Yema de huevo 6 unidades

Azúcar en polvo 50 g

Vino Marsala 80 cl

Otros:

Cacao en polvo 60 g

ELABORACIÓN..

Añade en un bol las yemas de los huevos, el azúcar y el vino de Marsala y ponlo sobre otro recipiente con agua bastante caliente, pero sin que hierva. Bátelo todo enérgicamente con las varillas hasta que empiece a espesar. En ese momento, aparta del calor y sigue batiendo hasta que la mezcla se enfríe. Añade el queso mascarpone y remueve suavemente hasta obtener una crema ligera. Mételo en una manga pastelera y enfría hasta su utilización.

Tiramisú

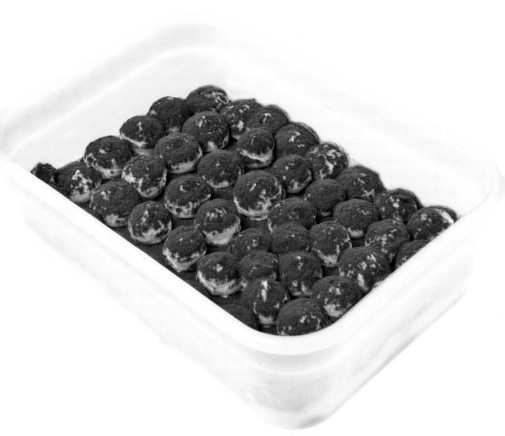

ACABADO Y PRESENTACIÓN

Primero tienes que preparar un café fuerte. Cuando esté completamente frío, empapa con él los bizcochos de soletilla previamente colocados en una bandeja. Recorta porciones del bizcocho con un molde redondo y colócalos en otra fuente. Sobre ellos raciona la crema de mascarpone con la ayuda de la manga pastelera. Para acabar, espolvorea el cacao en polvo y consérvalo en el frigorífico hasta el momento de consumirlo.

TIPS ....

Este gran postre no requiere de mucha elaboración, ni horneados, pero sí de una gran atención y cuidado a la hora de mezclar adecuadamente la crema de mascarpone, así que olvídate de utensilios electrónicos y mezcla todo a mano y varilla. Además, te recomiendo ser muy sensible a la calidad de algunos de los ingredientes a los que podrías no darles la importancia que merecen: un café de calidad obra maravillas en el resultado. También puedes cambiar el vino de Marsala por un brandy que sea muy aromático.

El mascarpone es, más que un queso, una cuajada o yogur que se realiza con cultivo de bacterias añadido a la nata extraída de la elaboración del queso parmesano. Es un alimento muy calórico, así que tendrás que resistirte y no abusar de este delicioso postre.

Enfría bien el tiramisú antes de consumirlo. En realidad, el tiempo que va a estar en la nevera (te recomiendo que, como mínimo, pase tres horas) va a servir para que el bizcocho se empape por completo, pero sácalo unos minutos antes de consumirlo. Consérvalo, como mucho, 24 horas después de haberlo elaborado. Cuidado, porque si lo aguantas más tiempo, los aromas del café y el licor pueden enmascarar un mascarpone o huevos sobre los que el tiempo ya ha dejado huella en sus cualidades.

Capítulo 9

LOS CHICOS DE LA TAPIA
(Junio-julio 2009)

1. Los chicos de la tapia

2. Todo por una tostada

3. Menú: Amigos a cenar

4. Recetas:
   Risotto de trigo con vieiras
   Coca de miniverduras asadas
   Alcachofas y espárragos con huevo poché
   Bacalao con sopa de aceite
   Fresas estofadas con helado de yogur

Los chicos de la tapia

Ya habían pasado más de nueve meses desde que había empezado a correr. Además de los kilos de menos, notaba sobre todo el buen fondo y, por encima de todas las cosas, el placer de salir a diario.

La pena era que tenía que salir solo. Los horarios de los cocineros son bastante complicados, como los de muchas personas con trabajos que absorben su ritmo vital. Así que, en mi caso, yo prefería quitar horas al sueño y madrugar bastante para salir a correr, porque las tardes son traicioneras: Nunca sabes por qué, pero la Ley de Murphy se cumple y cuando tienes todo preparado para ir a tu entrenamiento, surge el inconveniente más grande y te quedas sin entrenar.

Así que cada día salía solo, pero para compensar, los domingos conseguí que el grupo de amigos nos reuniéramos en la Casa de Campo.

Hacía tiempo que los chefs habíamos creado el grupo «Running Chefs». Salíamos por El Retiro, reíamos y hablábamos de cualquier cosa menos de cocina. Pero a medida que nuestras aspiraciones deportivas fueron creciendo, nuestro escenario cambió.

Todo empezó porque yo me metí en una red social llamada Strands (que penosamente ya no existe). Era un rollo muy parecido al Facebook pero todo enfocado para los deportistas. Así que podías curiosear las agendas de entrenamientos de sus miembros, compartir rutas de bici y carrera, fotos de récords, etcétera. Pero lo mejor de todo era que podías pedir amistad a un gran deportista. Esto puede parecer un poco infantil, pero cuando admiras a alguien o a alguna persona por su profesión, la sueles endiosar y, claro, en aquel momento para mí lo más grande que podía haber en la Tierra era alguien como Fabián Roncero, con el que solo compartía el apellido de casualidad.

Fabi es uno de los mejores atletas que ha tenido nunca España. Su palmarés es impresionante y en él se cuentan premios como Campeón de España de Cross 1999-2001-2003, Quinto del Mundo de 10.000 2001, Campeón del Mundo de Maratón por Naciones 1997, Subcampeón del Mundo de Media Maratón Por Naciones 1995 y Campeón de Europa de Cross por Naciones 2002, entre otros más.

Es un atleta anárquico y rebelde, con personalidad. Para mí era un mito, porque así como Bahamontes se iba en bici a París para comenzar el Tour, a Fabi se le recuerda por una anécdota en Rotterdam: se desayunó un par de cruasanes y una Coca-Cola. El organizador al verlo se indignó y le criticó su falta de profesionalidad y Fabi solo le dijo: «Ah, sí, ahora verás.» 59 minutos 52 segundos más tarde era el recordman europeo de la Media Maratón, récord que aún nadie ha sido capaz de arrebatarle. En el tiempo que normalmente se hacen diez kilómetros, Fabi se hizo el doble. ¡Una máquina!

Y bueno, un día, con la gracia de tener el mismo apellido empezamos a hablar por Strands. Poco tiempo después me invitó a visitar el Centro de Alto Rendimiento (CAR) Joaquín Blume y a correr con él.

Sentía la misma emoción y las mismas mariposas en el estómago que cuando quedé a comer por primera vez con Ferran Adrià. Fue en el año 2000 en Barcelona. Quedamos para hablar de cómo íbamos a trabajar juntos. Yo no me lo podía creer, era como quedar con uno de los Rolling para quien le flipa el rock&roll. El caso es que Ferran eligió un sitio de lo más normal del mundo, donde lo importante era el producto, y, en lugar de disfrutar de fuego de artificio en la mesa, me reencontré con un picadillo de chorizo para compartir. ¡Lo que había comido toda la vida en mi pueblo!

Lo gracioso de todo esto es que a la vuelta de los años hay amigos que sienten lo mismo cuando me invitan a su casa o cuando quedamos. Una de mis amigas hizo una fiesta en su casa y según llegué me miró desolada diciéndome la vergüenza que sentía por invitarme a comer lo que ella había cocinado. Cuando pasé por la cocina flipé con lo elaborado del menú: crema de cigalas y rosbif. Para la carne había hecho una salsa, que me pidió que probara a ver si se me ocurría cómo mejorarla. Total que me cuenta que se trata de un jugo de carne, pero al probarlo solo encontré el sabor de unas verduras trituradas, en lugar del de un jugo de carne que es con lo que se salsea este plato. Así que me puse a reducir una botella de vino tinto, a la que añadí paté que encontré en la nevera, junto con mostaza y salsa de soja. Y a base de reducirlo todo nos salió al final una salsa tuneada que estaba deliciosa. Lo malo es que ahora cada vez que puede me pide que repita la operación. Lo bueno, que dejó de endiosarme.

Bueno, pues cuando quedé con Fabi, yo ya me imaginaba esos estiramientos y preparamientos brutales antes de empezar a correr. Pero, nada, llegó y me dijo: «Venga, ¡vamos! ¡A correr!» Así que me calcé las zapatillas y me fui con él y con Raúl Castillo, amigo de Fabi, y Javier Mármol, compañero de trabajo, a hacer por primera vez uno de los recorridos clásicos de los deportistas: la tapia de la Casa de Campo de Madrid. Se trata de un recorrido de 16 kilómetros, un circuito duro y exigente, un «rompepiernas». Tiene muchos toboganes y una cuesta infernal que llamamos «el Mortirolo». Cuando estás en forma no da demasiado susto, pero cuando vas justito, duelen las piernas con solo mirarla.

Al terminar de dar la vuelta a la tapia, llegamos de nuevo al CAR y yo volví a preguntar por lo que me habían enseñado:

«¿Y los estiramientos?»

Fabi me miró extrañado:

«La última vez que estiré estaba en el colegio.»

Gracias a Strands y a esa primera vez recorriendo la tapia, el entrenamiento del domingo lo dedicaba a las tiradas largas con los amigos, no solo cocineros sino también aficionados a correr. Normalmente salíamos un grupo grande de entre diez y quince personas, que aún hoy en día mantenemos. Salimos juntos hasta el kilómetro 8 y después de beber agua en la fuente del Bosque cada uno toma su propio ritmo.

Por aquel entonces yo iba en el vagón de cola, pero amenazando: «Algún día se despertará la bestia», les decía y mi Javi interno se reía.

Mi otro Javi, mi hijo, también. De vez en cuando venía al final del entrenamiento a buscarme y aunque no se planteaba para nada hacer deporte físico, porque mental ya me decía que hacía mucho con la Play Station, empezó a picarse y a salir a correr por su cuenta, pero sin decirme nada. Hasta que me di cuenta. Fue toda una sorpresa y aunque aún no viene conmigo a correr por la tapia, alguna vez la recorre en bici y es toda una alegría sentir a tu familia tan cerca y tan vinculada con tus propios proyectos.

La tapia no terminaba a los 16 kilómetros. Lo mejor venía después: el desayuno en uno de los bares de la Casa de Campo. Primero nos hacíamos la foto de rigor para colgarla en la red social y después a pedir café y tostada, o cerveza y bravas. Cada uno a su aire, pero lo que nunca faltaba ni falta en la actualidad sobre la mesa es una tortilla de patatas que el camarero nos regala porque ya nos conoce. Y es que hasta las prostitutas que ejercen por allí nos saludan. Ellas terminan su jornada cuando nosotros comenzamos a correr a eso de las ocho de la mañana.

La gente habla con orgullo del Central Park y lo puedo entender, porque a mí también me encanta, pero como la Casa de Campo hay pocos lugares. Es campo total y en él cohabitan en paz muchos seres.

Entre risas, al final de uno de esos desayunos, nos dijimos que nos teníamos que poner un nombre. Y el mejor que encontramos fue:

«Los chicos de la tapia.»
Así nos conocen ya hasta fuera de la Casa de Campo.

Todo por una tostada

La vida de un corredor puede parecer muy solitaria, pero a pesar de lo que se piense, en el *running* hay equipo, y en él centramos nuestra ilusión.

En este deporte hay «raros» por todos lados y estar rodeado de un buen equipo humano podrá marcar la diferencia de mejorar o quedarse estancado, de entrenar o quedarse durmiendo o simplemente disfrutar o sufrir el deporte.

Es importante tomarse un tiempo para formar y buscar este equipo humano. Como cuando montamos un restaurante, cada uno de nuestro equipo de trabajo, desde quien cocina hasta quien limpia, hace que todo funcione.

En el caso del entrenamiento del *running*, el equipo humano profesional ideal estaría formado por un médico de referencia, que mediante sus análisis nos dice que estamos aptos para la actividad; un entrenador, que es el encargado de planificar nuestros entrenamientos y preparar nuestra cabeza para llegar al evento deportivo de forma óptima; y un fisioterapeuta, responsable de cuidar nuestra musculatura y tratarla periódicamente para evitar lesiones.

Este equipo profesional nos lleva por el buen camino, pero el empuje más importante lo encontramos en la familia y los amigos.

El apoyo de la familia es un eslabón importante en la cadena para que todo esto funcione. Su apoyo hace el camino más fácil y su compañía en el momento en que sintamos el peso de la medalla en nuestro cuello hará que sea mágico.

Hay pocas formas de pensar en el deporte sin compartir. ¡Cómo serían las tiradas largas de la tapia de la Casa de Campo sin un grupo de compañeros con el cual reírte en el desayuno de cada domingo!

«Si la fe mueve montañas, el grupo mueve al atleta.»

MENÚ AMIGOS EN CASA A CENAR

DESAYUNO..
Café con leche o infusión de té verde
Bol de yogur con copos de avena
Tostada de pan francés con fresas y arándanos

ALMUERZO ....
Zumo de manzana, apio, jengibre y zanahoria

COMIDA ....
Rissoto de trigo con vieiras
Presa Ibérica con cebolleta y mango
Yogur desnatado

MERIENDA ....
Coca de miniverduras asadas

CENA ....
Alcachofas y espárragos con huevo poché
Bacalao con sopa de aceite
Fresas estofadas con helado de yogur

COMENTARIO..

Se puede invitar a los amigos con una cena variada y muy digerible, aunque tú estés a dieta. El huevo y el bacalao dan el aporte de proteína y la sopa de aceite de oliva algo de grasa, aunque
compensada gracias a que la acompañamos de un drenaje natural como el pomelo rosa. Y para finalizar, unas fresas estofadas
con helado de yogur, una manera diferente de tomar fruta.

Risotto de trigo
con vieiras

VALOR NUTRICIONAL POR RACIÓN:
Calorías: 400
Proteínas: 11,2 g
Hidratos de carbono: 34 g
Grasas: 13,6 g

INGREDIENTES PARA 4 PERSONAS
Para el risotto
Trigo 350 g
Caldo de verduras 1 litro
Aceite de oliva virgen extra 25 ml
Cebolla picada 200 g
Mix de setas frescas de temporada 150 g
Mantequilla 25 g
Nata 20 ml
Parmesano rallado 30 g

Para las vieiras
Vieiras frescas limpias 8 unidades
Aceite de oliva virgen extra 30 ml

Otros
Puntas de espárragos verdes frescos 12 unidades
Sal Maldon

ELABORACIÓN..
Del risotto de trigo:
Pica la cebolla muy fina y sofríela. Cuando coja algo de color aña-
de el mix de setas picado y mantenlo al fuego durante 3 minutos.
Añade el trigo y añade poco a poco el caldo de verduras hasta que

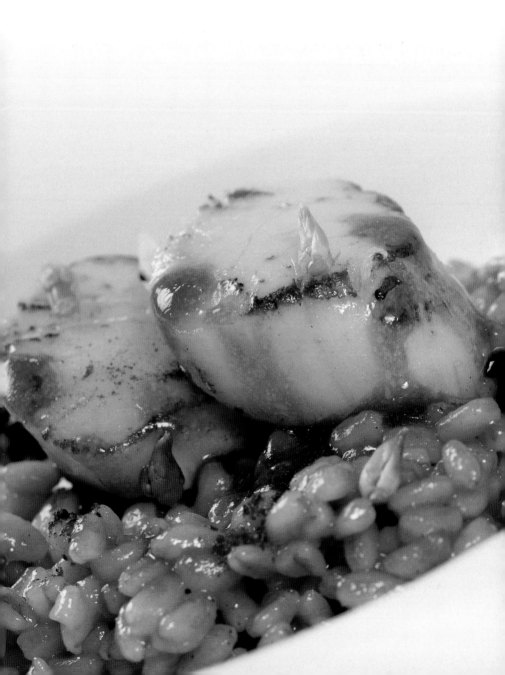

el trigo esté cocido (unos 12-15 minutos). Cuando el trigo esté cocido, añade la nata, el queso parmesano rallado, la mantequilla y mézclalo todo bien. Rectifica de sal y resérvalo.

De las vieiras:

Limpia las vieiras de arena y suciedades. Lo mejor es utilizar abundante agua con hielo. En esta ocasión, utiliza solo la parte blanca, el músculo abductor de la vieira, ya que el coral se utilizará para otras aplicaciones. Dóralas por ambas partes en aceite de oliva virgen extra y prepárate para montar el plato. Aprovecha el aceite para saltear las puntas de espárragos apenas un minuto.

ACABADO Y PRESENTACIÓN ....

Puedes utilizar un bol, un plato hondo o incluso una base o plato llano ya que la textura del risotto aguantará bien. Raciónalo entre tus invitados, coloca las puntas de los espárragos y a continuación añade las vieiras al conjunto. Puedes usar un poco del aceite donde has dorado las vieiras para dar un poco de color al plato. Un toque de cristales de sal Maldon es mi recomendación para terminar la decoración.

TIPS ....

Tierno por fuera, crujiente por dentro. Si no te ha salido así es que no has hecho un verdadero risotto. La clave, controlar el fuego e ir añadiendo el caldo poco a poco, según se vaya consumiendo durante la cocción. El trigo necesita menos temperatura de cocción que el arroz para logra la textura ideal del grano. Usa el fuego medio alto, pero sin excesos.

El trigo es más calórico que el arroz y, obviamente, es una de las mayores fuentes de gluten, pero aporta un gran aumento de resistencia al cansancio ideal cuando empiezan sesiones de entrenamiento fuertes y prolongadas. Eso sí, tampoco quiero que lo consumas en exceso. Además del arroz, también se pueden usar otros cereales para preparar un buen risotto. La quinoa tiene la apariencia de uno de ellos, es un pseudocereal con menos calorías que el arroz y el trigo, pero con mucha fibra y gran cantidad de Omega 3. Lo mejor es ir alternando los distintos cereales para desayunar o complementar la dieta.

El coral de la vieira que no hemos utilizado puedes aprovecharlo para otras aplicaciones que te van a servir para aderezar platos con un sabor muy potente. Puedes hacer una vinagreta con ellas para ensaladas que contengan marisco o una salsa para añadírsela a tu pasta preferida.

Coca de miniverduras asadas

VALOR NUTRICIONAL POR RACIÓN:
Calorías: 160
Proteínas: 3,2 g
Hidratos de carbono: 10,3 g
Grasas: 10,3 g

INGREDIENTES PARA 4 PERSONAS
Para la miniverdura
Zanahoria mini 4 unidades
Cebolleta pequeña 100 g
Puerro joven 100 g
Pimiento de Guernica 8 unidades
Pimiento del piquillo 4 unidades
Ajete 4 unidades
Calabacín 80 g
Tomate cherry 8 unidades

Para la crema de tomate asado
Tomate 150 g
Ajo fresco 2 dientes
Carne de pimiento choricero 30 g
Aceite de oliva virgen extra 25 ml
Cebolleta 70 g

Otros
Masa de coca congelada 200 g
Orégano
Sal
Tomillo

Coca de miniverduras
asadas

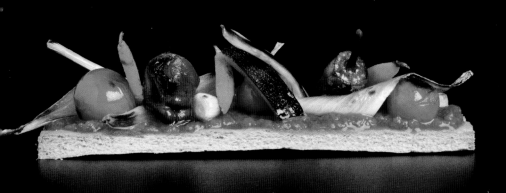

ELABORACIÓN...

De las miniverduras:

Con las verduras bien lavadas, corta el puerro en cilindros y el calabacín en bastoncitos, en ambos casos, de unos 7 cm de largo. Asa todas las verduras juntas en el horno a 150 °C durante 10 minutos.

Para la crema de tomate asado:

Asa el tomate, la cebolleta y el ajo en el horno durante 25 minutos a 150 °C. Cuando estén, tritúralas en el vaso americano junto con la carne del pimiento choricero. Emulsiona con el aceite de oliva y ponlo a punto de sal.

ACABADO Y PRESENTACIÓN

Corta masa de coca previamente descongelada en rectángulos de 10 cm × 4 cm aproximadamente. Tuéstalos en el horno a 160 °C durante 5 minutos. Unta la tosta de coca con la crema de tomate y coloca sobre ella todas las verduras asadas, en una disposición ordenada. No te olvides de espolvorear tomillo y orégano al gusto y añadir unos toques de sal Maldon.

TIPS ....

El aporte de estos nutrientes vegetales es de vital importancia a pesar de no ser una gran fuente de calorías, lo que hace que en ocasiones se cometa el error de prescindir de verduras y frutas que tan bien vienen para mantener tanto el nivel de entrenamiento como el estado de forma. Y preparado de esta manera, estoy seguro de que no te podrás resistir.

En más de una ocasión habrás oído decir que las cocas son las pizzas españolas. La verdad es que tienen mucho en común, pero aun así hay un par de diferencias fundamentales: la masa de coca lleva manteca de cerdo y aunque admiten sobre ellas todo cuanto puedas imaginar, por norma general no suelen llevar queso. Eso sí, prueba a hacerte tu pizza preferida sobre masa de coca, o viceversa, y te chuparás los dedos. Lo importante, en cualquiera de los casos, está encima de la masa: las verduras.

Alcachofas y espárragos
con huevo *poché*

VALOR NUTRICIONAL POR RACIÓN:
Calorías: 190
Proteínas: 11 g
Hidratos de carbono: 2,7 g
Grasas: 13,5 g

INGREDIENTES PARA 4 PERSONAS
Huevos frescos 4 unidades

Para el guiso de alcachofas y espárragos
Corazones de alcachofa fresca 8 unidades
Espárrago verde fresco 12 unidades
Jugo de carne 100 ml
Mantequilla 20 g
Aceite de oliva virgen extra 2 cucharadas
Sal Maldon

ELABORACIÓN..

De los huevos *poché*:
Abre primero el huevo en una taza y prepara un tazón cubierto con un trozo de papel film suficientemente grande. Vierte en él el huevo, añade un toque de sal y envuelve el huevo haciendo un saquito sin que quede aire. Átalo con hilo de cocina y hiérvelo durante cuatro minutos. Pásalo después por agua fría. Sácalo del film y resérvalo para su uso.

Del guiso de alcachofas y espárragos:
Lava bien la verdura y, después, corta en pedazos los corazones de alcachofas y los espárragos en rodajas gruesas. Saltea primero los espárragos con el aceite a fuego vivo durante 4 minutos y, a continuación, añade los espárragos manteniendo al fuego durante 2 minutos más, momento en el que introducimos el

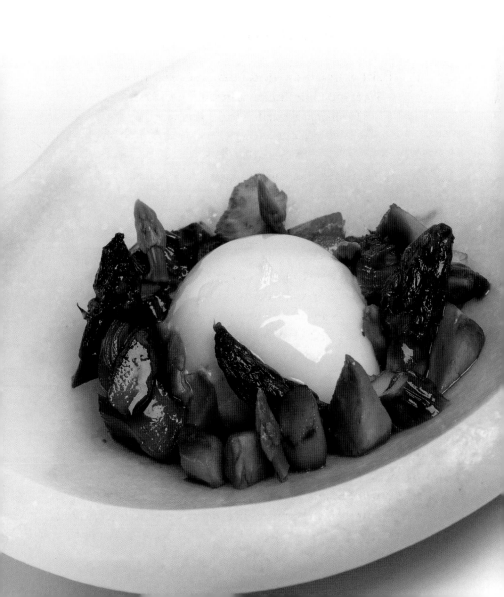

jugo de carne hasta reducirlo. Fuera del fuego incorporamos la mantequilla removiendo cuidadosamente, ponemos a punto de sal y montamos el plato rápido para disfrutar del sabor de la verdura en caliente.

ACABADO Y PRESENTACIÓN ....

Utiliza un plato hondo o un cuenco que arrope bien toda la verdura. Sobre él pon un fondo con el salteado de alcachofa y espárragos, coloca encima el huevo *poché* y decora con unos cristales de sal Maldon. Si quieres, puedes añadir un toque de tu aceite de oliva virgen extra preferido o moler una pizca de pimienta negra.

TIPS ....

Si te has metido ya en el mundo del deporte sabrás de sobra las cualidades que tiene el huevo, y en especial, las propiedades proteicas de la clara, que seguro consumirás de la forma más variada con una frecuencia relativamente alta. Salvo la leche de lactancia humana, no hay alimento con tal densidad de proteína.

Esta es una combinación de dos vegetales excelentes no solo en nutrición, sino también para el deportista. La alcachofa es rica en fibra, ideal para las funciones del hígado y quemagrasas natural por excelencia. El espárrago contiene altos valores de ácido fólico y es un excelente diurético para evitar retención de líquidos.

Si la bebida con la que estás acompañando este plato te sabe más dulce de lo habitual, no te preocupes, es por el efecto de la cynarina de la alcachofa, un fenol que engañará a tu paladar.

En una dieta mediterránea se recomienda consumir tres o cuatro huevos a la semana, pero esto depende de cómo los cocines y de tu nivel de actividad. Si haces mucho deporte puedes permitirte una cantidad mayor distribuyendo durante consumo en la semana. La mejor forma de consumirlos es *poché* durante como te he propuesto, cocidos o, si quieres darte el gustazo, a la plancha.

Bacalao con sopa
de aceite

VALOR NUTRICIONAL POR RACIÓN:
Calorías: 140
Proteínas: 23,6 g
Hidratos de carbono: 2 g
Grasas: 9,3 g

INGREDIENTES PARA 4 PERSONAS
Bacalao fresco 600 g

Para la sopa de aceite
Fumet de pescado ½ litro
Xantana Una cucharadita
Aceite de oliva virgen extra variedad arbequina 100 ml
Sal Una pizca

Otros
Pomelo rosa 1 unidad
Acido cítrico
Brotes de estragón
Sal Maldon

ELABORACIÓN..

De la sopa de aceite:
Primero aprovechas las pieles del bacalao para hacer un fumet de pescado. Te harán falta unos 250 gramos de piel y medio litro de agua, donde hervirás las pieles durante 30 minutos. Después de enfriar y colar, añade la xantana hasta que se haya disuelto por completo, témplalo y a continuación emulsiona con aceite, añadiéndolo a hilo fino, y moviendo continuamente. Rectifícalo de sal y resérvalo.

Del bacalao:
Raciónalo en porciones regulares y confítalo en aceite, manteniendo la temperatura a no más de 90 °C. Sácalo cuando sus centros estén entre 45 y 50 °C.

ACABADO Y PRESENTACIÓN ....

En un plato llano o de pizarra pon unos toques de sal Maldon, ácido cítrico y brotes de estragón, y sobre todo ello coloca la porción de bacalao. Decora alrededor con unos gajos de pomelo limpios de membranas y salsea el pescado con la sopa de aceite.

TIPS ....

El sabor del aceite arbequina es impresionante y en este plato su olor va a tener también una gran presencia y protagonismo. A la hora de utilizar este aceite en crudo para hacer la sopa, no la calientes en exceso porque se perdería gran parte de los jugos y aromas del aceite. Como alternativa a la variedad arbequina, te recomiendo la hojiblanca. Los dos resultarán perfectos.

Las pieles del bacalao van a aportar su gelatina al fumet de pescado: añade muy poco a poco la xantana para evitar una sopa demasiado espesa.

Poco graso, gran aporte proteico, alto contenido en Omega 3 y elevados niveles de yodo, el bacalao es uno de los productos estrella del mar y para muchos, el pescado perfecto.

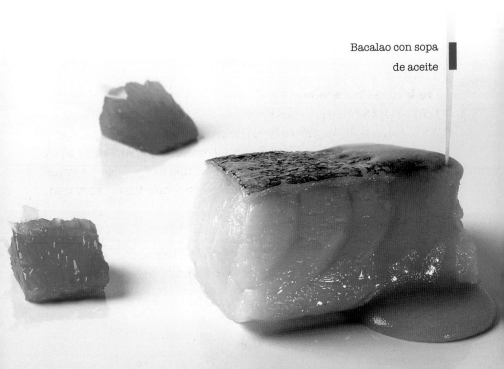

Bacalao con sopa
de aceite

Fresas estofadas
con helado de yogur

VALOR NUTRICIONAL POR RACIÓN:
Calorías: 450
Proteínas: 7,7 g
Hidratos de carbono: 35,9 g
Grasas: 28,1 g

INGREDIENTES PARA 4 PERSONAS
Para las fresas estofadas
Fresas 250 g
Ron añejo 40 ml
Azúcar 50 g
Mantequilla 30 g

Para el helado de yogur
Nata 200 ml
Yogures naturales 4 unidades
Leche condensada 50 g

Otros
Hojas de menta para decoración

ELABORACIÓN...

De las fresas estofadas:

Limpia las fresas y córtalas en dados medianos. Dóralas en una sartén a fuego medio con la mantequilla durante un par de minutos, después añade el azúcar hasta caramelizar, flambéalas con el ron y cocínalas durante dos minutos más.

Del helado de yogur:

Primero monta la nata en un bol y resérvala. En otro bol, mezcla bien los yogures junto con leche condensada e incorpora la nata moviendo suavemente hasta que logres una mezcla homogénea de todos los ingredientes. Congélala en un recipiente cerrado que has de sacar 15 minutos antes de preparar el plato.

ACABADO Y PRESENTACIÓN ....

En un vaso o recipiente de cristal pon una base de fresas estofadas con unas cucharadas de su propio jugo. Sobre ellas, coloca una bola o *quenelle* de helado de yogur y decora con hojas de menta. Un postre para triunfar entre amigos.

TIPS ....

Un postre cañero, por la nata, la leche condensada y el azúcar, pero un día es un día, y hoy estás entre amigos. Disfruta de una forma totalmente diferente de comer las fresas y de un helado totalmente natural.

En el menú «Un Capricho» ya hemos hablado de las fresas, así que ya sabes que no te pueden faltar en la nevera durante los meses que estén en plena temporada.

Si quieres una versión más ligera de este postre, pero también deliciosa, pica la fresa en crudo en cuadraditos muy pequeños e introdúcela como tropezones al helado de Yogur.

Si el helado no te queda cremoso tal vez sea porque contiene exceso de cristales de hielo. Todo va a depender de tu congelador. Te recomiendo que la nata esté bien montada, también tienes la opción de ir sacando el helado del congelador y remover para ir introduciendo aire, añadir un par de cucharadas de leche en polvo o incluso un vasito de tu licor preferido para bajar el índice de congelación de la mezcla.

Fresas estofadas
con helado de yogur

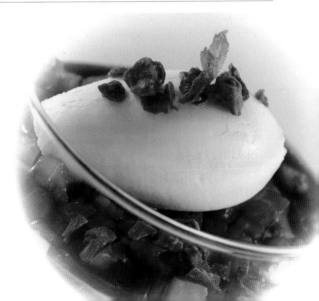

Capítulo 10

MÁS QUE ZAPATILLAS
(Agosto 2009)

1. Más que zapatillas.

2. Cargando cachas.

3. Menú si entreno dos veces

4. Recetas:
   Tosta de boquerones y anchoas
   Risotto de yogur
   Mini burger de presa ibérica con tomate confitado
   Yogur con manzana asada
   Pizza de atún con boletus y rúcula con salsa de tomate y albahaca
   Gazpacho de frutos rojos con ensalada de frutas

Más que zapatillas

Correr y cocinar son dos de las acciones más sencillas y baratas de hacer. Para correr solo hacen faltan unas zapatillas y para cocinar, un fogón. Sin embargo, la realidad es bien distinta.

Siempre he pensado que cuanto mejor armado vayas a la guerra, más posibilidades tendrás de ganarla. Esta máxima la he aplicado a la cocina y también al deporte.

En las cocinas, tanto en los restaurantes como en nuestras propias casas, hemos sucumbido a la tecnología. Desde el microondas hasta otros aparatos que pueden parecer más galácticos y que son imprescindibles para la cocina de vanguardia. Entre estos instrumentos está el sifón, con el que convertimos una crema en una espuma o conseguimos que la masa de un bizcocho sea casi aérea.

También contamos con la Roner, para realizar cocciones a baja temperatura de forma constante de cualquier producto envasado al vacío. Así obtenemos texturas sorprendentes y sabores muy potentes porque evitamos la evaporación. Por ejemplo, uno de los platos que hacemos con esta máquina es un huevo pasado por agua. Y es que algo tan sencillo que se puede hacer en casa cociendo un huevo en agua durante cinco o seis minutos, en la alta cocina se hace durante 55 minutos a una cocción constante de tan solo 63 °C. El resultado final es el mismo, un huevo pasado por agua, pero hecho a baja temperatura la cremosidad de la yema seduce a cualquiera.

Tenemos otros instrumentos como el Rotavapor con el que conseguimos esencias naturales de ingredientes. Además empleamos productos como el nitrógeno líquido para hacer elaboraciones al instante de helados. Para trabajar los helados y sorbetes también disponemos de la Paco Jet, que aunque lleva mi nombre, ya me hubiese gustado inventarla, porque la textura que se obtiene es fantástica. Hay otras máquinas que ya se encuentran en muchas casas como el vaso americano, que todo el mundo conoce como Thermomix, aunque los hay de muchas marcas.

En fin, que hay mil y un aparatos, pero estas no son las armas más importantes. Para mí la más potente de todas es ni más ni menos que el conocimiento, porque es el que te hace superar cualquier obstáculo en la vida y en la cocina.

Por eso, una de mis primeras enseñanzas a los cocineros jóvenes que vienen a hacer prácticas conmigo es que deben aprender a hacer un plato a través de todas las técnicas posibles. Me explico: para hacer un puré de patatas, lo puedes hacer con un tenedor, con un pasapuré, una túrmix, un vaso americano o con un sifón. Y aunque el pasapurés les puede dar la risa a los jóvenes que vienen con todas las modernas técnicas de las escuelas y cocinas por las que pasan haciendo prácticas, ningún conocimiento queda obsoleto, porque nunca sabes cuándo lo vas a necesitar.

En mi mes de vacaciones, además de ir a elBulli, también elegía otro restaurante en cualquier parte del mundo para meterme en su cocina a trabajar durante otra semana. En Puerto Rico tuve una de las experiencias que más huella me han dejado. Fui a hacer una estancia en un restaurante en el que se servían 90 tenedores todas las noches y para afrontar este trabajo solo teníamos: un horno, cuatro fuegos, un jefe de cocina y un ayudante, que además padecía una discapacidad, lo cual no le impedía trabajar como el que más. Pues bien, allí no había ni rastro de Paco Jet ni de sorbetera ni de nitrógeno líquido para hacer esos helados que tanto gustan a chicos y grandes y que hacemos directamente en las mesas en nuestros restaurantes de alta cocina. Así que siempre se puede recuperar una técnica, la de toda la vida: la de los hielos. Después de hacer la base de helado con crema inglesa se introduce con hielos al congelador y cada cierto tiempo hay que darle un par de vueltas. No queda igual, pero el resultado es el mismo.

Pues bien, yo cuando comencé a correr iba alegremente con mi camiseta de algodón, mis pantalones cortos y mis zapatillas. Pero poco a poco empecé a leer y a escuchar hablar de lo fantástica que era la ropa técnica para conseguir mejores resultados en el entrenamiento. Así que sustituí la camisa de algodón por térmicos con nombres técnicos como Dry Fit o Gore Tex o por prendas de compresión. A esto añadí la banda de la rodilla, las zapatillas especiales y las de descanso (con las que consigues relajar la planta del pie tras el entrenamiento).

En la cocina soy una persona firme que no se deja convencer por el marketing —pongo por caso, el café en cápsulas, del que no soy partidario por muchas razones, y una es la sostenibilidad, pero la otra es el precio—, pero en el caso del deporte caí rendido como un *flipatleta* más.

Esto no solo me pasó a mí, sino también a muchos de mis colegas. Recuerdo una carrera en la que fuimos con GPS, pero aún sin incorporar al reloj. Era un armatoste tremendo que tenías que ponerte en el brazo, al que añadíamos un pulsómetro. Íbamos todos como Robocop, pero la mar de orgullosos aunque sin tener idea de para qué valía todo aquello, porque simplemente no sabíamos aplicar la tecnología a nuestro entrenamiento.

Luego fuimos aprendiendo e introduciendo las últimas tecnologías: desde el reloj con GPS incorporado que mide la oscilación vertical, es decir, cuánto levantas el pie del suelo, o cuánto tiempo mantienes la pisada en contacto con el suelo, hasta la pulsera que calcula cuántas horas descansas, cuántas calorías gastas, los pasos que has dado durante todo el día.

Los *flipatletas* son como los *geek* para las nuevas tecnologías pero en el deporte, siempre conectados a Internet para estar al día de las últimas innovaciones. Lo gracioso es que pese a tanta tecnología no hay ningún *flipatleta* entre los mejores del mundo, pero las redes sociales están plagadas porque allí lo explicamos todo: subimos nuestro entrenamiento, las fotos y nos picamos para tener el último modelo de reloj. Y como dice un bloguero del triatlón: «Tenemos todas las excusas del mundo» para explicar por qué no hemos quedado los primeros. «Que si la bici no funcionó, que si mantuve los wattios pero...»

He de reconocerlo, soy uno de ellos. Sin embargo, un día hice un viaje a Kenia. Desde el todoterreno en el que iba vi a chavales casi descalzos corriendo a clase y allí se reveló toda mi estupidez, porque lo que hay que hacer es correr y dejarse de tonterías. Lo sé, pero, por ahora todavía tengo muchas excusas para ir con mucho

más que zapatillas.

Cargando cachas

La planificación del entrenamiento puede variar según nos acerquemos a nuestro objetivo. Si bien entrenar para una maratón se basa en el entrenamiento de fondo, no hay que desestimar el trabajo técnico de intensidad y fuerza.

El objetivo final del entrenamiento para una maratón es preparar el sistema cardiovascular para que funcione de una forma eficiente gracias a la utilización de las grasas como fuente de energía, o lo que se suele entender como entrenamiento aeróbico. A su vez, se busca tener un cuerpo lo más fuerte y eficiente posible, que es fundamental para retrasar la aparición de la fatiga y tratar de empujar ese temido «muro» hasta el kilómetro 42.

Para cumplir los objetivos anteriormente detallados, el maratonista tiene como menú principal las «tiradas largas». Todo entrenamiento que ronde los 30 kilómetros será más que suficiente para fortalecer la seguridad del corredor, dando así un poco de paz a esa vocecita interior que constantemente nos pregunta: «¿Podremos?»

Si bien la «tirada larga» es una opción válida de entrenamiento que va en dirección a la consecución de nuestros objetivos, es importante que este entrenamiento se incluya de forma periódica y progresiva en nuestras semanas de entrenamiento. Un excesivo y no progresivo aumento de volumen cuando nuestro cuerpo no está preparado, puede provocar la aparición de lesiones y, sobre todo, ese volumen no se asimilará de una forma eficiente.

Pero las «tiradas largas» no son la única forma de lograr la sobrecarga muscular. Está comprobado que el entrenamiento de fuerza, incluso para los deportes de resistencia, es de gran efectividad a la hora de buscar buenos resultados, sobre todo, para aquellos que no disponen de mucho tiempo para realizar esos volúmenes de entrenamiento. Un músculo más fuerte necesitará menos fuerza para hacer el mismo trabajo, retrasando así la fatiga muscular. Algo similar también ocurre con los trabajos por intervalos y de alta intensidad, que dan notables beneficios en el entrenamiento de la resistencia, incluso para una prueba tan larga y exigente como la maratón.

Una buena planificación del entrenamiento de carrera, incluyendo trabajos de intensidad en intervalos, complementada con un trabajo de fuerza acorde y un desarrollo técnico óptimo, nos ayudara a «cargar esas cachas», como dice mi entrenador argentino Sebas, es decir, cargar piernas en las semanas más importantes de entrenamiento, optimizando tiempo y buscando una mejor eficiencia para cumplir con los kilómetros de la maratón.

«Una planificación puede variar
según nos acerquemos a nuestro objetivo.»

MENÚ SI ENTRENO DOS VECES

COMIDA ....
Café con leche o infusión
Papilla de avena con una cucharada de miel
Yogur natural con mermelada de albaricoques
Zumo de melón y pomelo

ALMUERZO ....
Tosta de boquerones y anchoas

COMIDA ....
Risotto de yogur
Mini burger de presa ibérica con tomate confitado
Yogur con manzana asada

MERIENDA ....
Tosta de pan de avena con pavo y queso fresco

CENA ....
Pizza de atún con boletus y rúcula con salsa de tomate y albahaca
Ensalada de hojas verdes con queso feta
Gazpacho de frutas y frutos rojos

COMENTARIO..
Al entrenar mañana y tarde el desgaste físico y muscular va a
ser terrible y por ello hay que reforzar la dieta con hidratos
(risotto y pasta) y proteínas (ternera y atún) sin olvidar la
hidratación. Prefiero consumir yogures naturales desnatados
para bajar el contenido de grasa y aportar sabores a partir de
toques naturales, como la manzana asada, la canela y la miel.

Tosta de boquerones y anchoas

VALOR NUTRICIONAL POR RACIÓN:
Calorías: 150
Proteínas: 14,2 g
Hidratos de carbono: 8,7 g
Grasas: 5,8 g

INGREDIENTES PARA 4 PERSONAS
Pan de sésamo 4 rebanadas
Boquerón en vinagre 8 unidades
Anchoas en aceite 8 unidades

Otros:
Pimiento rojo ½ unidad
Pimiento verde ½ unidad
Cebolleta 1 unidad
Aceite de oliva virgen extra 4 cucharadas

ELABORACIÓN...
Lava bien todas las verduras y córtalas en juliana fina, mezclándolas luego unas con otras. Monta cada brocheta individual intercalando dos unidades de boquerón y dos de anchoa.

ACABADO Y PRESENTACIÓN ....
Introduce las rebanadas de pan durante 3 minutos en el horno precalentado a 160 ºC. Cuando estén templadas o frías, pon una base de la verdura cortada en juliana y encima la brocheta. Termina con unas gotas de aceite de oliva virgen extra.

TIPS ....

No conozco una manera más rápida y fácil de aprovecharme de las posibilidades que ofrece el pescado. Además de ser una de las fuentes principales de Omega 3, una ración de 100 gramos de boquerones en vinagre o anchoas contiene tanta cantidad de calcio como un vaso de leche.

Los encurtidos contienen grandes cantidades de sodio que generan retención de líquidos, así que no conviene abusar de ellos, aunque en periodos de actividad intensa en los que interesa una sobrehidratación, ayudan a conseguirlo.

Tosta de boquerones
y anchoas

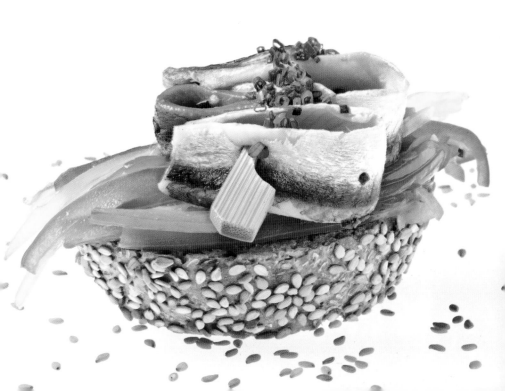

Risotto de yogur

VALOR NUTRICIONAL POR RACIÓN:
Calorías: 470
Proteínas: 12,9 g
Hidratos de carbono: 45,6 g
Grasas: 26 g

INGREDIENTES PARA 4 PERSONAS
Para el suero de yogur casero
Yogur griego 150 g
Leche de vaca entera 1 l

Para el risotto
Ajetes 50 g
Chalotas 50 g
Vino blanco Un chorrito
Arroz carnarolli 150 g
Suero y yogur (elaboración anterior)
Mantequilla Una nuez
Ralladura de limón

ELABORACIÓN...
Del suero de yogur:
Calienta la leche en un cazo hasta que alcance 80 °C y luego baja la temperatura hasta 40 °C lo más rápido que sea posible. Añade el yogur griego y mézclalo bien con la ayuda de una lengua. Luego viértelo todo en un recipiente de acero, cúbrelo con papel film y abre unos agujeros por los que pueda pasar el aire. Primero déjalo fermentar durante 4 horas a temperatura ambiente, luego cambia el film para que quede totalmente tapado y resérvalo en la nevera durante otras 12 horas más. Pasado ese tiempo, cuélalo por un chino con un papel absorbente entre medias para separar el suero del yogur. Guarda por separado el suero y el yogur.

Del risotto:

Corta la chalota y los ajetes en cuadraditos muy finos y rehógalos en un cazo con un poco de aceite. Añade luego el arroz y remueve hasta que empiece a quedar transparente. En ese momento, sube el fuego, moja con el vino blanco hasta que evapore todo el alcohol y sigue cociendo el arroz utilizando el suero de yogur hasta que el grano quede en su punto (unos 17-18 minutos en total). Fuera del fuego, manteca el risotto con dos o tres cucharadas del yogur casero que hemos elaborado y la nuez de mantequilla. Y listo para servir.

ACABADO Y PRESENTACIÓN ....
Distribuye el risotto de yogur en vasitos individuales y añade por encima ralladura de limón, comino molido y unas gotitas de aceite de oliva. Disfruta de una combinación de sabores espectacular.

Risotto de
yogur

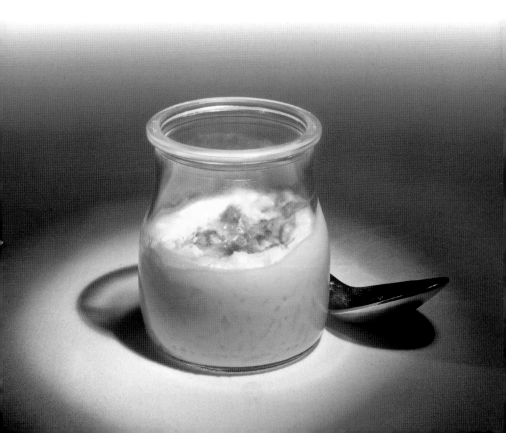

Mini burger de presa ibérica con tomate confitado

VALOR NUTRICIONAL POR RACIÓN:
Calorías: 324
Proteínas: 15 g
Hidratos de carbono: 30 g
Grasas: 16 g

INGREDIENTES PARA 4 PERSONAS
Pan de mini hamburguesa 12 unidades

Para la carne de hamburguesa
Carne picada de presa ibérica 250 g
Salsa de soja 50 ml
Tomate seco en conserva 25 g
Pimienta de Sichuan Una pizca

Para la mayonesa
Mayonesa normal 50 g
Mostaza de Dijon en grano 50 g

Para los *toppings*
Tomate rojo en rama 4 unidades
Cebollas 1 unidad
Mozzarella de búbafa 250 g
Albahaca 10 hojas
Canónigos Varias hojas
Azúcar Una pizca
Aceite de oliva virgen extra 4 cucharadas

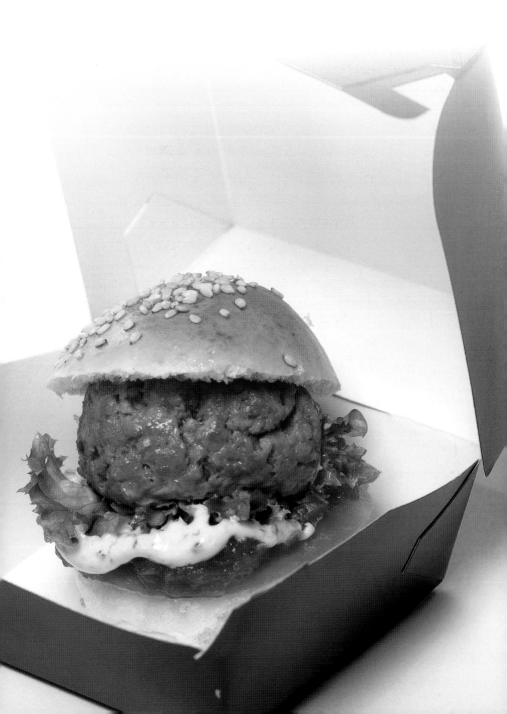

ELABORACIÓN...

De la carne de hamburguesa:
Pica muy fino con la ayuda de una túrmix todos los ingredientes, con la excepción de la carne, añade esta luego hasta conseguir una mezcla homogénea. Da forma a las mini hamburguesas de unos 30 gramos cada una.

De la mayonesa de mostaza:
Solo tienes que mezclar la mayonesa y la mostaza con la ayuda de una varilla. Resérvala en una manga pastelera.

De los *toppings*:
Pela los tomates, córtalos a la mitad y vacía sus centros. Añade dentro sal y pimienta al gusto y espolvorea un poco de azúcar. Mételos durante 20 minutos en el horno precalentado a 160 °C, riégalos con un poco de aceite de oliva y resérvalos hasta montar la hamburguesa. Pela y corta la cebolla en juliana fina y rehógala en una sartén con un poco de aceite y fuego bajo hasta conseguir el color y textura como a caramelizado. Pon a punto de sal y reserva.

ACABADO Y PRESENTACIÓN ....
Marca la carne de hamburguesa a la plancha por sus dos lados mientras que en otra plancha tuesta los panes abiertos por la mitad. Monta la hamburguesa empezando por la cebolla y el tomate, que ya está cocinado, seguido de la carne. Sobre ella, la rúcula y la mayonesa de mostaza, y termina con la tapa superior de pan.

TIPS ....
¿Son las hamburguesas comida basura? Rotundamente no, pero ya sabes que hay hamburguesas y hamburguesas, y las de esta receta son súper equilibradas y de una calidad exquisita. Disfrútalas que hoy te las mereces.

Nutricionalmente tiene todos los aportes necesarios para realizar un buen entreno, combinando la energía necesaria con los hidratos de carbono y las proteínas que aporta la carne.

La presa ibérica tiene algo más de grasa que otras carnes magras, pero no temas porque las vas quemar no solo a lo largo del día con los dos entrenamientos, sino también por la noche mientras metabolizas los alimentos que te han servido de energía. Y además, también te resultarán más sabrosas. Como habrás visto, no hace falta huevo ni pan rallado para hacer una buena mezcla de carne para hamburguesa.

Yogur con manzana asada

VALOR NUTRICIONAL POR RACIÓN:
Calorías: 280
Proteínas: 4,1 g
Hidratos de carbono: 34,4 g
Grasas: 13,7 g

INGREDIENTES PARA 4 PERSONAS
Yogur natural 400 g

Para la manzana asada
Manzana 5 unidades
Mantequilla 50 g
Azúcar 30 g

Otros
Menta fresca 8 hojas
Avellanas 15-20 unidades

ELABORACIÓN ....
Lava las manzanas y sácales los corazones, haz varios cortes exteriores en la piel e introdúcelas en el horno precalentado a 180 °C durante 10 minutos. Cuando estén, déjalas que enfríen ligeramente para quitarles la piel y tritúralas con la túrmix. Añade la mantequilla y el azúcar sin dejar de batir y pásalo por el chino para conseguir una textura fina.

ACABADO Y PRESENTACIÓN ....
En vasitos de cristal transparente intercala capas de yogur natural y manzana asada, termina con unas avellanas trituradas y hojas de menta por encima. Puedes añadir también canela y miel.

TIPS ....

Si la manzana fresca es por sí sola fuente de vitaminas, al asarla se potencia aún más el efecto de la fibra que contiene y además resulta mucho más digestiva. El yogur, además, es un alimento probiótico que nos ayuda a mejorar la flora intestinal.

Tienes otras alternativas para asar la manzana, una de ellas es el microondas. Otra, el congelador. Procede igualmente a quitar el corazón, pero no le hagas cortes a la piel. Puedes meter varias e ir descongelando de un día para otro, pasándolas a la nevera para que se descongelen progresivamente.

Al igual que recomiendo, como mínimo, un par de porciones de fruta al día, los lácteos también es necesario incorporarlos a diario si no presentas ningún tipo de intolerancia a ellos. Leche, yogur o quesos bajos en grasa suponen beneficiosas fuentes de proteína y calcio.

Yogur

con manzana asada

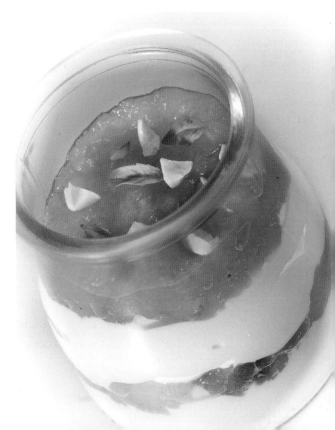

Pizza de atún con boletus y rúcula con salsa de tomate y albahaca

VALOR NUTRICIONAL POR RACIÓN:
Calorías: 212
Proteínas: 16,6 g
Hidratos de carbono: 20,7 g
Grasas: 8,7 g

INGREDIENTES PARA 4 PERSONAS
Para la pizza de atún
Pan wasa 4 unidades
Atún en conserva al natural 2 latas
Boletus edulis 80 g
Rúcula 40 g
Queso fresco 40 g

Para la salsa de tomate y albahaca
Tomate rojo maduro 200 g
Aceite de oliva virgen variedad arbequina 2 cucharadas
Albahaca 6 hojas

ELABORACIÓN..
De la salsa de tomate:
Quítale la piel y las pepitas a los tomates y pásalos por un rallador grueso, añade la albahaca muy picadita, el aceite y sal al gusto.

ACABADO Y PRESENTACIÓN ....
Cubre el pan wasa con la salsa de tomate que hemos preparado y monta la pizza añadiendo el boletus cortado en láminas finas y el queso fresco. Introdúcelo en el horno precalentado a 180 °C durante 10 minutos aproximadamente. Fuera del horno, añade el atún y la rúcula.

TIPS ....
¿Una pizza sin pan de pizza? Te aseguro que te va a quedar deliciosa y crujiente, con la ventaja de que el pan wasa —marca de un tipo de pan plano muy crujiente— tiene menos calorías y no lleva levaduras. Además es rico en fibra y su índice glucémico es más bajo que el pan de pizza tradicional.

Antes de que se pase por la cabeza utilizar tomate en lata, mira en la nevera, seguro que tienes tomates maduros. Haz una salsa más natural, es mucho más sana y no vas a tardar ni dos minutos en hacerla. El toque de la albahaca nos aportará frescura. Recuerda esta salsa para cuando cocines pasta, tendrás un plato riquísimo en muy poco tiempo.

Y si mientras lo estás cocinando te apetece un bocado de lo más natural y nutritivo, utiliza las pepitas que le has quitado a los tomates. Colócalos en una cuchara china y aderézalos con una gotas de aceite de oliva y sal.

Pizza de atún con boletus y rúcula
con salsa de tomate y albahaca

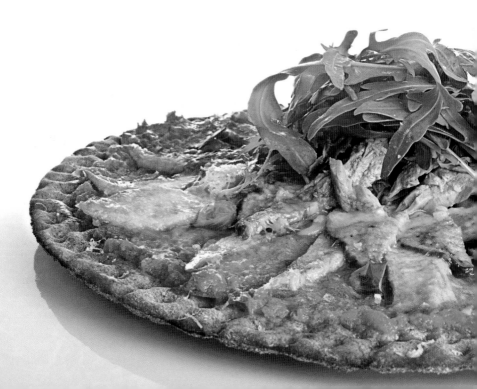

Gazpacho de frutos rojos con ensalada de frutas

VALOR NUTRICIONAL POR RACIÓN:
Calorías: 123
Proteínas: 2,3 g
Hidratos de carbono: 23,8 g
Grasas: 0,82 g

INGREDIENTES PARA 4 PERSONAS

Para el gazpacho de frutas

Sandía 2 rodajas medianas

Melocotón 1 unidad

Melón 1 rodaja mediana

Tomate rojo maduro 2 unidades

Albahaca fresca 5 hojas

Para la ensalada de frutas

Fresas 100 g

Fresón 100 g

Sandía 1 rodaja fina

Frambuesas 100 g

Mango 1 unidad

Melón 1 rodaja gruesa

Moras 75 g

Pera de conferencia 1 unidad

Arándanos 25 g

Manzana Grand Smith 1 unidad

Naranja 1 unidad

Lichis 50 g

Menta fresca 8 hojas

Albahaca fresca 8 hojas

Gazpacho de frutos rojos
con ensalada de frutas

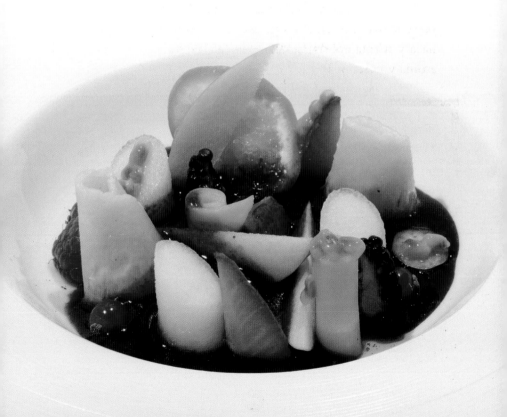

ELABORACIÓN..

De la sopa:

Mete en un vaso americano los tomates y toda la fruta lo más limpia que puedas de pepitas, corteza y pieles. Bátelo bien y pásalo después por una malla metálica para dejar una sopa fina. Enfríalo bien hasta el momento de servir.

De las frutas:

Las serviremos en un plato hondo, y para ello tienes infinitas maneras de adornarlo a tu gusto. Yo te propongo que distribuyas, para cada ración, los frutos rojos enteros, las fresas laminadas, la sandía y el melón en pequeñas bolas que podrás obtener con la ayuda de un sacabocados. Haz gajos con las peras, naranjas y el mango sin piel y bastones con la manzana. Parte los lichis a la mitad y utiliza solo la pulpa.

ACABADO Y PRESENTACIÓN ....

Con la fruta repartida en cada uno de los platos, añade la sopa fría por encima justo en el momento de consumir. Unas hojas de albahaca y menta aportarán otra gama más de colores y un agradable aroma y frescura al plato.

TIPS ....

Vitaminas, fibra, antioxidantes, depuradores e interesante aporte de hidratación. Un excelente postre en el que se combinan todas las propiedades de diferentes frutas para conseguir una óptima recuperación muscular y tonificar piel y cuerpo.

Con dobles entrenamientos tienes que consumir también más fruta de la habitual, pero nunca la utilices como plato único ni tan siquiera a la hora de la cena porque hay que aportar proteína y grasa de calidad al cuerpo equilibrando las comidas principales. Fruta en cantidad, pero en temporada de entrenamiento, siempre como complemento a una dieta variada.

El inconveniente de alguna de las frutas es que se pueden oxidar, modificar su color, olor y sabor. Cuando hagas la sopa fría procura taparla bien con papel film dejando la menor cantidad de aire posible y consúmela en el mismo día. Igualmente, mientras preparas el plato, conserva cada fruta en su propio jugo.

Capítulo 11

1. Comer para correr

2. ¡A descargar!

3. Menú del día de descanso

4. Recetas:
   Zumo granizado de zanahoria, manzana, piña y jengibre
   Ensalada de alcachofas marinadas con limón
   Estofado de lentejas con boletus
   Carpaccio de piña, mandarina y helado de vainilla
   Tosta de chipirón relleno de pimiento de piquillo
   Lubina con crema de vainas y judías verdes

Comer para correr

Sin proponérmelo, tras un año de entrenamiento y alimentación coherente, conseguí un gran premio: ponerme en forma. Yo me sentía delgado y fibroso, aunque aún pesaba 92 kilos, pero para mí llegar hasta ese peso era increíble. Sin embargo, tenía un gran reto, correr la ansiada Maratón de Nueva York. Y lejos de mantener el tipo, estos días previos hay que centrarse en comer para correr.

Un mes antes de un gran esfuerzo físico, en el que incluso puedes llegar a hacer dos entrenamientos diarios, la alimentación y el sueño son vitales.

En mi caso, las horas de sueño están hipotecadas por mi actividad diaria, así que me centré en cuidar mi alimentación. Tenía que tomar todos los nutrientes necesarios para recuperarme cuanto antes de los entrenamientos y sentirme sano. Hasta ahora calculaba de forma obsesiva las calorías que gastaba y que consumía para perder peso. En general, un hombre debe tomar unas 2.500 calorías diarias, mientras que una mujer debe alcanzar solo las 2.000.

Cuando entrenas si eres hombre, lo suyo es que, dependiendo de tu altura, peso y actividad diaria, así como de tu edad, te marquen un límite de calorías. Estos factores confluyen en un cálculo denominado tasa metabólica. Para cada persona cambia y en mi caso es de 1.900 calorías si solo hiciera deporte leve, pero cuando se realiza un entrenamiento medio, el número de calorías debe subir hasta las 3.000.

Normalmente, en las dietas de adelgazamiento te suelen poner un límite de 1.400 si eres hombre y 1.200 si eres mujer, siempre que seas una persona sedentaria. Esta cantidad puede parecer muy reducida, pero es absolutamente suficiente si nos quitamos de encima las calorías «vacías» que solo engordan y no nutren. Con esto me refiero, por ejemplo, a la bollería industrial. Un solo dónut suma 400 calorías, ¡un tercio de lo que debes comer para alimentarte! Así que suma y sigue. Lo mismo ocurre con el alcohol. Un *gin-tonic* son 350 calorías y un tercio de cerveza, 120 calorías.

En las cocinas profesionales la cerveza solía fluir, frecuentemente para compensar el calor de los fogones. Con el paso del tiempo, esta costumbre se ha eliminado en muchos lugares, ya que hemos conseguido que las cocinas tengan una mejor temperatura y que el personal tenga una mayor profesionalización, pues para trabajar concentrados, el alcohol no es lo más indicado. La sociedad cambia, así como sus costumbres y sus ideas preconcebidas. Siempre estuvo asociada a la imagen del cocinero el sobrepeso, pero como profesión normalizada y dentro de una sociedad donde los valores y las costumbres han cambiado, el chef busca estar en forma. Así que aquella histórica figura del chef gordito anunciando el menú va quedando cada vez más obsoleta.

La imagen que me regalaba el espejo me volvía un narcisista y en lugar de seguir las recomendaciones deportivas, siempre quitaba algunas calorías para conseguir mejorar aún más mi peso. Sin embargo, a falta de un mes para mi maratón, decidí tomar todo el aporte calórico necesario. Entre los grandes descubrimientos que hice fue el de la papilla de avena para desayunar antes del entrenamiento. Además del gran aporte calórico (387 calorías cada 100 gramos) y proteico (posee seis de los ocho aminoácidos esenciales), lo más importante es que son carbohidratos de absorción lenta, por lo que te dan energía durante mucho tiempo.

Pese a que muchos se reirían al ver a un cocinero como yo tomando cucharadas de algo más asociado a un niño que a un adulto, tengo que decir que el sabor de la avena con una cucharadita de miel me conquistó. También su textura cremosa, en la que encuentras el trope-zón agradable de los copos.

Otra de las cosas que me propuse fue cuidarme mucho de tomar calorías vacías, esas que tomas casi sin darte cuenta, como las de las patatas fritas. También, pese a mi amor por el aceite de oliva, tomé conciencia de su alto poder calórico, como cualquier grasa. Y es que, aunque mucha gente no lo sepa, 100 mililitros de grasa, ya sea aceite de oliva virgen extra, mantequilla o aceite de girasol, tiene 900 calorías. Así que hay que tener mucho cuidado cuando se aliña la ensalada, por-que pese a que el aceite de oliva es la más saludable de todas las grasas, no hay que pasarse con la aceitera.

Además de prepararse con la alimentación hay que prepararse por supuesto con el cuerpo. Así que tres semanas antes de la maratón se suele realizar una tirada larga, que consiste en hacer una carrera de entrenamiento entre los 26 y los 30 kilómetros. Esta prueba es una especie de test para saber cuál será tu ritmo de crucero en tu maratón.

Para la ocasión llamé a mi flamante amigo Fabián Roncero y nos apun-tamos todos los corredores de la maratón, así como algún colega como el tristemente fallecido Darío Barrio y Raúl Castillo. Nos fuimos un martes por la mañana a Boadilla del Monte, un pueblo a 18 kilómetros de Madrid. En todo el recorrido que íbamos a hacer no había fuente, así que pusimos algunas botellas de agua con sales minerales escondidas en los árboles en nuestro recorrido. Una pena, porque Fabián, dentro de su estilo anárquico, no nos dejó tomar agua nada más que una vez. Su intención no era deshi-dratarnos, sino simplemente hacer que el cuerpo sufriera para prepararnos ante ese gran reto. No obstante, nos dijo que durante la maratón tendría-mos que beber en cada puesto de avituallamiento.

Y vaya si sufrimos en esos 30 kilómetros recorriendo el monte de Boadilla. Yo casi me desmorono en los últimos kilómetros, pues pese a que la tirada la hicimos muy tranquilos, a partir del kilómetro 25 empecé a desfallecer. Menos mal que Raúl Castillo me echó un cable hablándome de su experiencia tras varios maratones y conseguí cum-plir mis 30 kilómetros, pensando nuevamente en la importancia que tiene la cabeza en el deporte y en la vida, pero también el apoyo de una voz sabia que disipa tus miedos.

El miedo es una especie de vértigo que hay que saber gestionar y que por supuesto también se sufre en la cocina. Recuerdo la primera vez que incluimos varios platos de cocina de vanguardia en un menú para 200 personas. El cambio era importante, porque estábamos acostumbrados a hacerlo para 50, pero, cuando el entrenamiento está hecho y el conocimiento te acompaña, ese vértigo desaparece con el convencimiento de que va a salir, que tiene que salir.

Las tiradas largas también las llevo a cabo en mi profesión de cocinero. Como más se aprende es comiendo, incluso más que cocinando. Esta es una enseñanza que nos dejó la *nouvelle cuisine*, cuando esos cocineros franceses en los años 70 viajaron por Japón y se trajeron muchos conceptos filosóficos que renovaron la cocina que se hacía en Occidente desde hacía siglos. Estas enseñanzas las tomaron maestros en la cocina española como Juan Mari Arzak o Pedro Subijana. Hoy por hoy, no hay chef de alta cocina que no vaya a visitar restaurantes de colegas tanto en España como fuera de ella.

Eso sí, hay que aprovechar el tiempo al máximo, así que cuando me voy a algún lugar, puedo incluso hacer tres desayunos, tres almuerzos y tres cenas. Evidentemente no me lo como todo, pero sí mucho. Esos días las calorías se elevan al infinito, pero para eso luego vienen los entrenamientos y la comida coherente.

Pues bien, en muchas de esas «tiradas largas» gastronómicas he aprendido cosas que me han acompañado siempre, como por ejemplo maneras de emplatar, las combinaciones de sabores, el ritmo del servicio, montajes de mesa, si se usa mantel o no, el ambiente, el diseño, la decoración o sobre las cantidades de comida. Es curioso que aprendiera a ser cauteloso con las cantidades cuando yo mismo sufrí el exceso de volumen de comida en el restaurante de un amigo hasta casi tener que ir a vomitar al baño.

La alta cocina tiene fama de servir poca cosa en plato grande, pero un menú degustación son muchos platos y los cocineros queremos enseñar todas nuestras creaciones al cliente en una sola visita. Desde luego, es importante que la gente salga satisfecha, pero no empachada, porque la satisfacción deja buen sabor de boca, mientras que el empacho solo será un mal recuerdo.

Estas cuestiones solo se pueden conocer comiendo en el restaurante. Para que el personal de mi restaurante de alta cocina esté familiarizado a la perfección con lo que servimos no he encontrado mejor manera que sentándolo a la mesa. Así que cada vez que cambiamos la carta en La Terraza del Casino de Madrid, aprovechamos un servicio de mediodía para que un cocinero y un camarero se sienten juntos como clientes. Así analizamos cuáles son nuestras fortalezas y nuestras debilidades, ya que al final de la comida escriben un informe muy valioso para seguir mejorando.

Pero no solo de los grandes restaurantes se aprende. A mí siempre me ha fascinado la tecnología de andar por casa. Recuerdo un bar donde vi algo que copié desde el primer momento porque permitía cortar con precisión un ramillete de cebollino.

Cortar filamentos de cebollino requiere bastante cuidado y técnica. Sin embargo, en este bar de la esquina vi cómo al unir todas la hierbas y juntándolas en un plástico de film puedes ir cortando de forma más o menos geométrica y cada vez que lo necesites, para lo que únicamente vas retirando el papel film.

También fue increíble el descubrimiento de uno de mis cocineros en Italia. En un mercado en la calle, vio cómo un frutero vendía las alcachofas ya peladas. Las iba pelando y poniendo en un cubo hasta que algún cliente le pedía una. El caso es que estaban verdes como si fueran recién cortadas. El truco, ni limón ni vinagre, ¡perejil! Es genial, porque mantiene el verde vivo y no confiere ningún sabor que altere el de la propia alcachofa.

Al terminar esa tirada larga corriendo, tuve la confianza absoluta de que podría afrontar la maratón de Nueva York. Y si no, por lo menos, me quedaba el consuelo de poder pasar unos días de «tirada larga de restaurantes» para...

comerme la Gran Manzana.

¡A descargar!

La sobrecompensación es uno de los principios de la planificación del entrenamiento más importantes, pero generalmente el que menos se entiende por los corredores populares. La sobrecompensación es la mejora del estado de forma de un atleta, gracias a un ciclo de carga de entrenamiento, seguido por uno de descarga, es decir, de descanso.

Si queremos mejorar nuestro rendimiento, no solo tenemos que tener un entrenamiento acorde, sino que tenemos que descansar lo necesario para poder asimilar dicho entrenamiento para poder ver así nuestras mejoras. Este proceso, claro está, debe estar coordinado para que suceda justo antes de la celebración de la maratón.

Descansar no es no hacer nada, sino bajar nuestro volumen de entrenamiento de forma considerable y dedicar nuestro tiempo a cosas de gran importancia relacionadas con nuestro reto, como relajarse y comenzar a pensar en nuestra táctica de carrera, prever nuestro plan de alimentación, logística y todo aquello que nos aleje de esas ganas de entrenar más, que sin duda aparecerán a medida que nuestro cuerpo vaya recobrando energía por el descanso.

Nuestra alimentación también cumple un papel fundamental en esta semana. Es importante regular la cantidad y, sobre todo, calidad de calorías ingeridas. Si al disminuir la carga de entrenamiento, continuamos comiendo lo mismo, la ecuación calórica (ingreso/gasto) variará, pudiendo así aumentar de peso, arriesgándonos a cambiar nuestra potencia (relación fuerza/peso) y arriesgándonos a perjudicar nuestro rendimiento final.

Hay algo que es seguro, no ganaremos una carrera con una semana más de entrenamiento, pero sí la podemos perder si no descansamos lo suficiente la semana previa y controlamos la ansiedad. Por eso, ¡a descargar si se quiere ganar!

«Descansar no solo es importante, sino que
es una parte fundamental del entrenamiento
para llegar en plena forma al día de la maratón.»

MENÚ DÍA DE DESCANSO

COMIDA ....
Café con leche o infusión
Tosta de crema de avellanas con plátano
Yogur con mermelada de arándanos

ALMUERZO ....
Zumo granizado de zanahoria, manzana, piña y jengibre

COMIDA ....
Ensalada de alcachofas marinadas con limón
Estofado de lentejas con boletus
Carpaccio de piña, mandarina y helado de vainilla

MERIENDA ....
Tosta de chipirón relleno de pimiento de piquillo

CENA ....
Lubina con crema de vainas y judías verdes
Pomelo rojo a la sartén con menta fresca

COMENTARIO...

El día de descanso evito el exceso de hidratos de carbono, lo cual no quiere decir que los elimine por completo. Además, añado a mi dieta alimentos con importante aporte de proteínas, como son las legumbres junto con el pescado, y con elevado contenido en fibra, como la fruta y los vegetales.

Zumo granizado de zanahoria, manzana, piña y jengibre

VALOR NUTRICIONAL POR RACIÓN:
Calorías: 152
Proteínas: 2 g
Hidratos de carbono: 31,2 g
Grasas: 0,87 g

INGREDIENTES PARA 4 PERSONAS
Zumo de zanahoria 400 ml
Zumo de manzana 300 ml
Piña madura 1 unidad
Jengibre rallado Una cucharadita

ELABORACIÓN...
Añade en un vaso americano los zumos de manzana y zanahoria, la piña pelada y el jengibre rallado y tritura hasta obtener un zumo fino. Cuélalo bien, viértelo en un recipiente metálico y guárdalo en el congelador, sacándolo con cierta frecuencia para removerlo hasta conseguir la textura de sorbete, con pocos cristales de hielo.

ACABADO Y PRESENTACIÓN ....
Si has conseguido un correcto congelado sin que el batido se haya hecho hielo ya has hecho lo más difícil. El resto, sencillo: un vaso de cristal helado y a servirlo.

TIPS ....
Verás que en muchos de los zumos y batidos que he propuesto en el libro he metido el jengibre. Me gusta usarlo por varias razones, la primera por el toque aromático y agradable sabor que nos proporciona. La segunda porque, además de un gran condimento, tiene infinitas propiedades. Es un gran aliado con-

tra la fatiga, antiinflamatorio totalmente natural, buen digestivo y afrodisíaco. También eleva la temperatura corporal, así que solo en las dosis justas y sin abusar.

Mínimas calorías, pero con una interesante proporción de hidratos de carbono, vitaminas, minerales y mucha fibra. ¿Realmente necesitas bebidas energéticas? Sé que nunca están de más, y te mentiría si te dijera que no las utilizo por comodidad, pero en batidos, zumos y frutas en general tienes la hidratación de mejor calidad posible. La zanahoria, por ejemplo, es uno de los mejores vegetales anticalambres, ideal para actividades prolongadas y de gran esfuerzo.

Zumo granizado de zanahoria, manzana, piña y jengibre

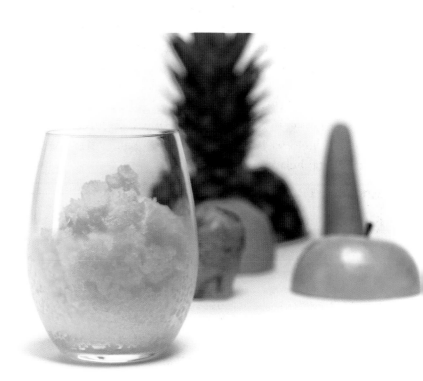

Ensalada de alcachofas marinadas con limón

VALOR NUTRICIONAL POR RACIÓN:
Calorías: 73,2
Proteínas: 4,2 g
Hidratos de carbono: 4,2 g
Grasas: 3 g

INGREDIENTES PARA 4 PERSONAS

Para las alcachofas

Alcachofas Unas 16 unidades

Perejil 5 ramilletes

Para la crema de alcachofas

Alcachofas 5 unidades

Aceite de oliva virgen extra variedad hojiblanca 50 ml

Perejil 5 ramilletes

Otros

La piel de un limón

La piel de una naranja

Sal Maldon

Zumo de limón

ELABORACIÓN...

De las alcachofas:

Pela bien las alcachofas eliminando todas las hojas externas. Deja unas cinco alcachofas con la parte más blanda del corazón y el tallo, pártelas en cuartos y resérvalas en un bol con agua, hielo y perejil.

Ensalada de alcachofas
marinadas con limón

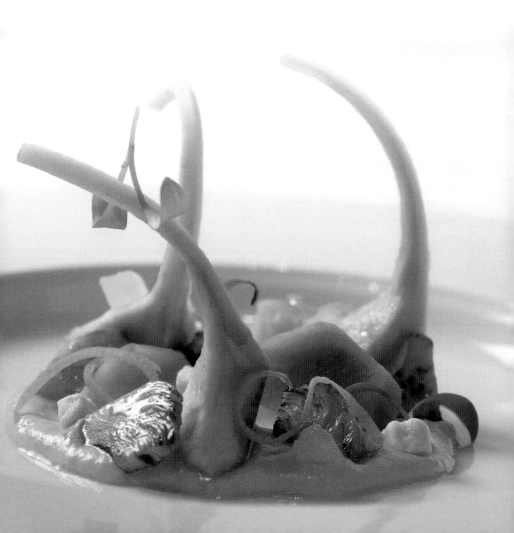

Del resto, quédate solo con los corazones. Cuécelas en agua con sal y perejil. Solo llévalas a ebullición, déjalas enfriar en la misma agua y luego pártelas en cuartos.

De la crema de alcachofa:
Quédate solo con los corazones de estas alcachofas y cuécelas del mismo modo que en el paso anterior. Cuando estén, mételas en un vaso de batir y tritura a medida que vas añadiendo un hilo fino de aceite de oliva hasta conseguir una emulsión fina con la textura que te guste. Rectifica de sal, añade unas gotas de limón y reserva.

ACABADO Y PRESENTACIÓN ....
Reserva la mitad de las alcachofas que teníamos cocidas, el resto saltéalas en una sartén con aceite hasta que estén doradas. Pon a punto de sal y ya puedes montar el plato. Pon un par de cucharadas de la crema de alcachofa y sobre ella distribuye varios pedazos de alcachofa cocida, otros tantos cuartos de los corazones que has salteado y dos o tres alcachofas crudas con tallo que también tenías reservadas. Decora con cáscara de naranja y limón cortada en juliana muy fina, sal Maldon, unas gotas de limón y aceite de oliva virgen extra variedad hojiblanca.

TIPS ....
A la hora de comprarlas, elige las alcachofas más pequeñas y compactas, porque serán también las más tiernas. Las mejores son las que llegan a finales del invierno, pero durante todo el año vas a encontrar un producto de calidad. Nos vamos a aprovechar de la cantidad de beneficios que tiene este vegetal del que ya te he hablado a lo largo del libro, consumiéndolas de cuatro maneras diferentes: cocidas, salteadas, en crema y crudas. Son el mejor aliado de nuestro hígado y el quemagrasas natural por excelencia.

Muchos de los alimentos que consumes llevan ácido fólico o vitamina A añadida, pero en la alcachofa es una de las vitaminas con mayor presencia. Entre sus infinitos beneficios, ayuda a metabolizar convenientemente las proteínas. Además, la alcachofa contiene esa gran cantidad de fibra de la que debes abastecerte durante esta jornada de descanso.

Hay quien utiliza limón para evitar que no se oxiden las alcachofas, pero este truco te lo recomiendo para evitar que se te pongan las manos negras al limpiarlas. Para evitar que se oxiden, lo mejor es dejarlas en el bol de agua con perejil.

Estofado de lentejas
con boletus

VALOR NUTRICIONAL POR RACIÓN:
Calorías: 215
Proteínas: 12,1 g
Hidratos de carbono: 23,9 g
Grasas: 2,4 g

INGREDIENTES PARA 4 PERSONAS
Lenteja cocida 500 g
Boletus desecado 100 g
Ajo fresco 2 dientes
Tomate rojo 200 g
Cebolleta 300 g
Cebollino Un ramillete
Jugo de boletus 100 ml
Aceite de oliva virgen extra 4 cucharadas

ELABORACIÓN..

Empieza por rehidratar los boletus. Déjalos en agua (mejor mineral) durante una hora más o menos, escúrrelos (conserva el agua para hacer el jugo, pero fíltrala muy bien) y luego sécalos. Dóralos en una sartén con un poco de aceite de oliva y cúbrelos con el agua donde los has tenido sumergidos hasta reducir el caldo a la mitad. Continúa con la preparación del resto de los ingredientes. Pela el ajo y pícalo muy fino. Quita la piel y las pepitas al tomate y córtalo en pequeños cuadraditos. Haz lo mismo con la cebolleta, el cebollino y corta también los boletus con los que hemos hecho el jugo. Por último, lava las lentejas cocidas en agua fría (pueden ser perfectamente de conserva de una marca de calidad o si lo prefieres las puedes haber cocido tú previamente en agua con sal y una hoja de laurel).

En un cazo, calienta una cucharada de aceite y añade el ajo. Antes de que haya cogido color añade la cebolleta hasta que quede transparente y luego el boletus previamente cortado. Sigue dorando un poco y echa por último el tomate y las lentejas. Rehoga brevemente mientras vas remojando poco a poco con el caldo de boletus, cociendo a fuego lento hasta que el guiso tome consistencia.

ACABADO Y PRESENTACIÓN ....
Este plato me gusta servirlo muy caliente. Para ello, y que no se pasen las lentejas, debes cocinarlo y servirlo o bien mantenerlo en un baño María. Asimismo puedes meter los cuencos donde lo vayas a servir unos minutos en el horno. Espolvorea cebollino justo antes de sacar a la mesa. ¡Irresistible!

TIPS ....
Tras la soja, las lentejas son el segundo alimento con mayor porcentaje de proteína de origen vegetal (entre un 20 y un 30 %). Son muy bajas en grasas y ricas en hidrato de carbono complejo. Aportan fuerza muscular, hierro e infinidad de beneficios. Me encantan las legumbres por sus excelentes cualidades para la salud en general y para el deportista en particular. Es un mito pensar que proporcionan digestiones pesadas, solo tienes que guisarlas sin excesos de grasa. Aun así, prefiero consumirlas los días que no entreno o en que la actividad física es suave o moderada. Un par de veces a la semana puedes introducir legumbres en tu dieta, tu cuerpo te lo agradecerá.

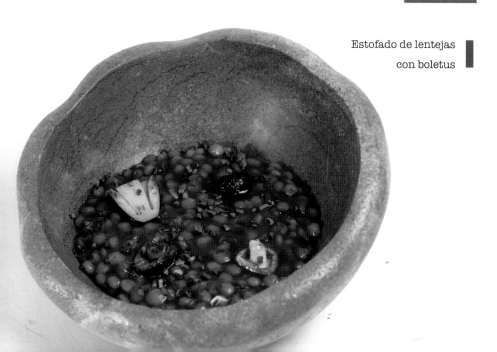

Estofado de lentejas
con boletus

Carpaccio de piña, mandarina y helado de vainilla

VALOR NUTRICIONAL POR RACIÓN:
Calorías: 387
Proteínas: 7,2 g
Hidratos de carbono: 67,1 g
Grasas: 8,3 g

INGREDIENTES PARA 4 PERSONAS
Piña 1 unidad

Para la crema de mandarina
Zumo de mandarina ½ litro
Maicena 30 g
Azúcar 40 g
Yema de huevo 2 unidades

Para el helado de vainilla
Leche entera 120 ml
Azúcar 50 g
Huevo fresco 1 unidad
Vainilla fresca 1 unidad
Nata 120 ml

Otros:
Gajos de mandarina

ELABORACIÓN...
Del carpaccio de piña:
Pela bien la piña y haz rodajas muy finas con ella.

Carpaccio de piña, mandarina
y helado de vainilla

De la crema de mandarina:
Reserva una parte del zumo de mandarina y haz una mezcla con la maicena y las yemas de huevo. El resto del zumo ponlo a fuego fuerte y retíralo cuando comience a hervir, añade la mezcla preparada anteriormente removiendo bien y vuelve a poner a fuego medio hasta que espese, evitando que se pegue al fondo del recipiente. Enfría y resérvalo.

Del helado de vainilla:
Calienta en un cazo la leche junto con el azúcar. Cuando enfríe un poco añade el huevo batido y vuelve a ponerlo a fuego lento removiendo hasta que espese. Añade en ese momento la vainilla removiendo bien y cuando esté frío incorpora la nata batida. Mételo en el congelador durante media hora y luego sácalo para batirlo bien. Después vuelve a introducirlo en el congelador hasta que congele por completo. Sácalo unos minutos antes de servirlo, el helado estará mucho más cremoso.

ACABADO Y PRESENTACIÓN ....
Sobre un plato llano coloca las rodajas de piña en forma circular, cúbrela con una capa fina de crema de mandarina y sobre el centro coloca una bola del helado de vainilla que has preparado. Decora alrededor del helado con gajos de mandarina sin pieles.

TIPS ....
Al limpiar la piña, no tires el corazón. Es la parte donde la piña multiplica todas sus propiedades. Tiene una textura más fibrosa que el resto del fruto que hace que resulte menos agradable de comer y también es la parte más ácida, pero es una verdadera mina de vitaminas y, sobre todo, de fibra.

Fresca, mejor que en almíbar. Fundamentalmente, por una razón, la piña en almíbar duplica el contenido en calorías. Pero hay más: solo la piña fresca nos proporciona esas propiedades digestivas de las que siempre nos han hablado. La razón hay que buscarla en su enzima bromelina, que facilita la fragmentación de la proteína. Esta enzima se destruye con el calor en los procesos de envasado.

Entrenas, cuidas la dieta, el peso, comes de forma equilibrada... ¿Acaso no vas a tener la conciencia tranquila por comerte una ración de helado? Hecho en casa, sin conservantes añadidos, totalmente natural. Disfrútalo, descansa y reponte, porque pronto lo vas a «quemar». No me cansaré de repetírtelo: disfruta cocinando y comiendo.

Tosta de chipirón relleno de pimiento de piquillo

VALOR NUTRICIONAL POR RACIÓN:
Calorías: 235
Proteínas: 13,6 g
Hidratos de carbono: 29,6 g
Grasas: 3,9 g

INGREDIENTES PARA 4 PERSONAS
Tosta de pan de 10 cm 4 unidades

Para la piperrada de piquillos
Pimientos del piquillo en conserva 100 g
Cebolla roja 100 g
Ajo 2 dientes
Aceite de oliva virgen extra 2 cucharadas

Para el chipirón relleno
Chipirón limpio 300 g
Piperrada de piquillos (elaboración anterior) 50 g

Para los piquillos confitados
Pimientos de piquillo 50 g
Aceite de oliva virgen extra 1 cucharada
Ajo 1 diente

Otros
Perejil picado 1 ramillete

ELABORACIÓN..
De la piperrada de piquillos:
Pica los pimientos de piquillo, la cebolla y el ajo en juliana muy fina

Tosta de chipirón
relleno de pimiento de piquillo

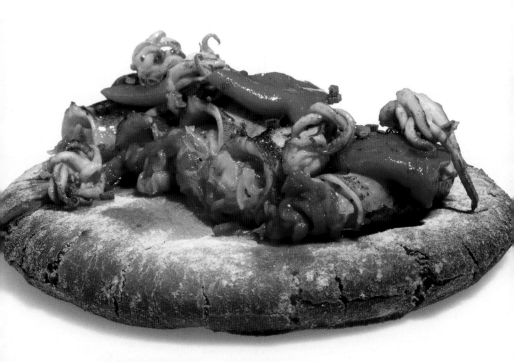

y póchalo en una sartén con aceite de oliva virgen extra. Pon a punto de sal, desengrasa bien e introdúcelo en una manga pastelera desechable. Resérvalo en frío.

Del chipirón relleno:
Limpia bien los chipirones y escúrrelos totalmente de agua. Rellénalos con la piperrada que has preparado y saltéalos junto con los tentáculos en una sartén a fuego vivo. Pon a punto de sal y reserva.

De los piquillos confitados:
Aromatiza primero el aceite con el ajo, dorándolo a fuego suave. Corta tiras de pimiento de piquillo de 1,5 centímetros, confítalos a fuego muy bajo en el aceite aromatizado durante unos minutos y reserva.

ACABADO Y PRESENTACIÓN ....
Calienta la torta de pan en el horno precalentado a 180 °C, sácala y coloca encima los chipirones rellenos, los tentáculos y los pimientos de piquillo confitados, decorando la tosta para intentar dar el mayor volumen posible. Termina espolvoreando perejil picado.

TIPS ....
Un consejo a la hora de cocinar el chipirón. Cuando lo prepares a la plancha o sartén con un poco de aceite pásalo solo «vuelta y vuelta», si no te quedará duro y gomoso. El chipirón tiene gran cantidad de agua, Omega 3, proteína de calidad y además contiene menos colesterol que el calamar. Exquisito, pero no hay que abusar de él.

Procuro establecer un punto de equilibrio, no busco optimizar el menú con alimentos que contengan demasiados hidratos, pero no los elimino en absoluto y, por ello, te propongo este plato sobre una tosta. Ten en cuenta que estos días de descanso son también de recuperación muscular y regeneración de reservas, y el glucógeno se recupera lentamente durante 24 horas después de la ingesta de alimentos que se asimilan mediante pequeñas dosis de hidratos que se van consumiendo desde la mañana hasta la noche.

Lubina con crema de vainas y judías verdes

INGREDIENTES PARA 4 PERSONAS
Lubina 800 g

Para la crema de vainas verdes
Judías verdes 200 g
Ajo 2 dientes
Nata líquida 2 cucharadas
Aceite de oliva virgen extra 40 ml
Mantequilla 25 g

Para el salteado de vainas verdes
Tirabeques 50 g
Judías verdes 50 g
Panceta de cerdo ibérica 30 g
Cebolleta 120 g

Otros
Pistachos 20 g
Anchoas 12 unidades

ELABORACIÓN...
De la crema de vainas verdes:
Quita las hebras a las judías verdes y límpialas en abundante agua fría. Córtalas en trozos de unos 2 centímetros y escáldalas en agua hir-

Lubina con crema de vainas
y judías verdes

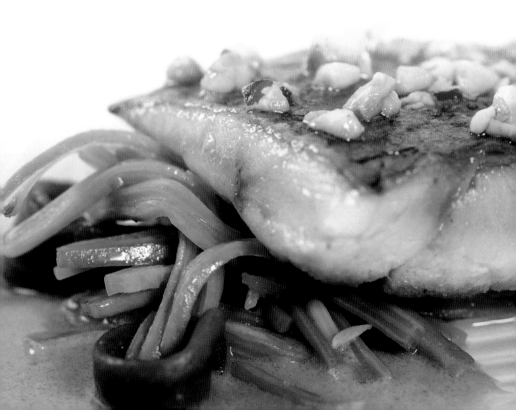

viendo con sal durante tres minutos (no tires el agua de cocción). Sácalas y ponlas a refrescar en agua con hielo y luego pásalas a un papel absorbente para que eliminen todo el sobrante de agua.

Lamina el ajo y dóralo en una sartén con un poco de aceite de oliva. Saca el ajo y vierte el aceite junto con las judías y 150 ml del agua donde las has cocido en un vaso americano. Tritura hasta conseguir una crema homogénea y después emulsiona con la nata, la mantequilla y otro chorrito de aceite de oliva. Pásalo por una malla metálica para dejarlo lo más fino posible, pon a punto de sal y reserva.

Del salteado de judías verdes:

Limpia de hebras las judías verdes y los tirabeques y lávalos en abundante agua fría. Córtalo todo en juliana. Pica también la cebolleta en cuadraditos pequeños y la panceta en tiras muy finas.

ACABADO Y PRESENTACIÓN ....

Raciona los lomos de lubina en 4 partes iguales. Métalos en el horno precalentado a unos 65 °C durante unos 6-8 minutos y márcalos luego en la sartén con la piel hacia abajo hasta que esta quede totalmente crujiente. Recupera ahora todos los ingredientes del salteado. Empieza rehogando la panceta en una sartén hasta que pierda toda la grasa. En ese momento, añade la cebolleta, las judías y los tirabeques. Saltea durante unos segundos, pon a punto de sal y reserva hasta montar el plato.

Pon una base en el fondo del plato de tres cucharadas soperas de crema de vainas, coloca encima el salteado y a continuación la ración correspondiente de lubina. Termina con tres anchoas sobre el salteado y pistachos picados sobre el pescado.

TIPS ....

Azul sobre blanco. Ya sé que no tengo que recordarte que son los dos tipos de pescado más comunes, pero quiero incidir en propiedades básicas de ambos tipos. Los denominados blancos son muy ricos en proteína y pobres en grasa: contienen entre un 1 y un 5 % frente al 7 % que puede contener la trucha o el besugo, o hasta un 15, de la dorada o la lubina. Pero la peculia-ridad de estos pescados azules es que son muy ricos en ácidos grasos poliinsaturados, como el valioso Omega3. Por cierto, al final de verano es cuando este tipo de peces son más grasos. Lo mejor es que no falte pescado en tu dieta, y en la medida de lo posible, alterna una variedad con otra.

Capítulo 12

LA GRAN MANZANA
(Noviembre 2009)

1. La Gran Manzana

2. Retener para triunfar

3. Menú del día de la competición

4. Recetas:
   Macedonia de frutas
   Arroz cremoso con guisantes, bacalao y cerezas
   Asado de ternera con patatas y calabacines
   Yogur con peras
   Sopa de miso con pollo y huevos de codorniz
   Dorada con verduras
   Yogur y mango

La Gran Manzana

Hay mòmentos que nunca se olvidan. Para unos puede ser el primer beso y para otros, el primer restaurante que te dejó la piel erizada o el aroma de aquellos picatostes que hacía la abuela. Y para los que nos gusta correr, la primera maratón es inolvidable, y más si es la Maratón de Nueva York. Tengo grabados en la memoria cada uno de esos 42,195 kilómetros. Era el camino hacia conseguir un reto en un escenario soñado en más de mil películas: la Gran Manzana.

Yo estaba dispuesto a comérmela como fuera, desde el momento en que me inscribí. Tenía una sensación extraña, una mezcla de emoción, incertidumbre, nervios, miedo, ansiedad e ilusión.

La maratón de Nueva York se hace siempre el primer domingo de noviembre y en ese año, 2009, cayó el 1 de noviembre.

La tropa la formábamos Paco Patón, Javier Mármol y su hermano Justo, Ana Escobar, Sebas —mi entrenador—, Alfonso Castellano, Fernando Gil, Yayo Daporta y yo. El ambiente era de alegría, íbamos vestidos como si fuéramos un equipo. Gran parte de los viajeros en ese avión también iban a correr y las conversaciones giraban en torno al acontecimiento que tanta expectación nos estaba creando.

Paco, que es muy sereno y todo mente, tenía cierta desconfianza porque se había lesionado un par de semanas atrás. También estaba bastante tocado Justo, porque su lesión era reciente e incluso cojeaba.

Pero la ilusión y la mente es lo que tienen, él quiso ir y hacerla «aunque llegara a la meta andando».

Total, que en general estábamos de fiesta y Paco, a quien tampoco le falta humor, se empeñó en que todo el equipo fuéramos en limusina desde el aeropuerto John Fitzgerald Kennedy hasta el hotel, en la 38 con la Tercera. Total que allí estábamos todos, brindando con champán, que por poco deportivo que parezca, lo merecía. Ya habíamos cumplido parte de nuestro sueño. Ahora faltaba lo más importante.

La semana antes de la maratón simplemente se te aconseja descansar, pero eso no significa no hacer nada. El lunes descansé, pero el martes antes de viajar había hecho un estímulo, un entrenamiento de esos que nos flipa a los corredores, porque todo el entrenamiento de tantos meses se refleja en tus piernas. Puedes ir corriendo durante 12 kilómetros a ritmo vivo y ves que tus piernas van solas, así que tienes que frenarte. El día siguiente, solo haces un trote muy suave de 45 minutos, al igual que los días justo antes de la maratón ya en Nueva York.

Sin embargo, gran parte de la tropa de corredores no había visitado jamás la ciudad, así que anduvimos sin descanso por todas sus calles y rincones. Estábamos destrozados, pero los tres días a hidratos nos reponían. Nos alimentamos a base de carne, pizza y pasta. Mucha pasta. Parecíamos americanos de verdad.

La noche anterior hay que dormir. Eso mandan los cánones y el sentido común. Yo, como siempre, desde el primer día que empecé a correr, preparé con detalle mis zapatillas, mi pantalón corto, la camiseta con su dorsal pinchado. También puse junto a la cama la ropa que antes de la carrera se abandona, el chándal o el jersey, que luego los organizadores donan a centros de acogida, y un gel, una bolsita que se lleva con hidratos de carbono para obtener energía rápida, pues aunque hay puestos de avituallamiento, llevándolo tú te sientes más seguro. Ya solo me faltaba dormir. Y después de muchas vueltas en la cama, los nervios me pudieron y cogí el ordenador y me puse a hacer no sé qué. El pobre Alfonso, que dormía a mi lado, casi me mata. Total que no dormimos ni él ni yo.

A las 4 a.m. en pie para llegar a la línea de salida. Allí se suele esperar durante unas tres horas, así que nos tapamos con las mantitas que habíamos cogido en el avión. También compramos de camino el desayuno. Paco y yo casi nos llevamos una de esas tiendas de 24 horas completa: sándwiches, agua, bebidas isotónicas, chocolates y bollos. Se supone que el desayuno se hace una o dos horas antes de salir, pero nosotros, con la idea del «por si acaso», empezamos a comer sin parar desde que subimos en el bus con los corredores. El trayecto es una fiesta, aunque no faltaban los nervios. Todos repetíamos aquello que se suele decir antes del examen: lo poco que has estudiado, en este caso, entrenado, y lo acojonado que estás. La gente te da consejos y ánimo y tú, en el fondo de tu ser, tienes la convicción de que ese lo vas a aprobar.

En el punto de salida de la carrera en Staten Island, al bajar del autobús, ves por qué es tan grandiosa. Más de 40.000 de personas de todo el mundo aguardaban el pistoletazo a tres horas aún del comienzo.

En este tipo de carreras hay carpas de los patrocinadores a las que se invitan a los VIP. Yo tenía la oportunidad de ir a una de ellas porque conocía a los responsables de la marca, pero preferí quedarme con mi tropa pese al frío de noviembre y la humedad del suelo, porque la emoción de estar con ellos valía mucho más que el resguardo de la carpa, y es que el calor de la amistad es mayor que el de cualquier calefacción.

Nos pintamos la bandera de España en la cara unos a otros y cada uno lo que quiso. Íbamos hechos un cuadro, pero las risas no nos las quitó nadie.

En todas las carreras populares con muchos participantes, las salidas se realizan en tandas. En nuestro caso nos tocaba salir a las 9.40 y puestos todos en nuestros cajones de salida tiramos gran parte de la ropa que nos sobraba y esperamos atentos a la señal.

Antes del pistoletazo, sonó el himno nacional de Estados Unidos. Todos firmes y emocionados, como si fuéramos americanos el 4 de Julio, el Día de la Independencia. Al terminar de sonar, tiramos al aire la sudadera y arrancamos la carrera. Ahí, todos los miedos se olvidan y simplemente corres. Los corredores salen del puente de Verrazano, que une Staten Island con Brooklyn, por tres lugares distintos que confluyen en la milla 7, para que la carrera discurra con agilidad.

Nosotros habíamos decidido hacer los primeros kilómetros todos juntos, pero la carrera me envolvió y, de pronto, me di cuenta de que no tenía a nadie a mi lado. Disminuí la marcha y conseguí reencontrarme con Javier Mármol y Sebas, mi entrenador, con los que hice casi todo el recorrido.

Nueva York es una fiesta en todo el trayecto. La gente sale a la calle, hay música y ánimos por doquier. Pasaron los primeros cinco kilómetros y yo tenía la sensación de ir contenido, y es que Sebas estaba empeñado en que me reservara. Iba siguiendo todo lo marcado e iba bebiendo agua en todos los puestos. Pero con el frío no sudaba y me tuve que parar tres veces a orinar, mientras mis compañeros me esperaban. Esto solo me pasó durante los primeros 15 kilómetros. En estos primeros momentos iba disfrutando mucho de toda la carrera, de lo que ocurría a mi alrededor. Recuerdo que el paso por el barrio judío de Brooklyn me impresionó, porque sus habitantes parecían ajenos a todo lo que pasaba. Charlábamos de vez en cuando con gente a nuestro alrededor sobre la carrera y siempre repartiendo ánimos. Me sentía fenomenal; además, siguiendo la costumbre americana, me puse mi nombre en la camiseta y muchas personas me decían: «Go Paco.» Mis compis de carrera pensaron que era que la gente me conocía, pero era más fácil que eso, y es que a los americanos les gusta llamarte por tu nombre.

Estaba alucinando porque me sentía muy bien pese a que los kilómetros pasaban. La media maratón (13,1 millas) la pasé en 2 horas 11 minutos y me parecía que podría ir más rápido, pero seguí haciendo caso a Sebas, que me retenía continuamente. Así que entre palabra y palabra, la cabeza viajaba. A veces volaba a Madrid y dentro del subidón pensaba que a lo mejor, ese mes de noviembre conseguía lo que no había conseguido el año anterior: la segunda estrella Michelin. Era igual que un reto deportivo, porque requiere de muchas horas de entrenamiento y aunque no es la panacea, para un cocinero es una recompensa internacional a su esfuerzo.

Pasaban los kilómetros y cada vez me sentía mejor. Me animaba pensando que estaba de nuevo en todas la quinielas para obtener esa segunda estrella, mientras corría y los kilómetros pasaban y el temible hombre del mazo no asomaba por ningún lado. Cuando entré en Manhattan, tras cruzar el puente y tomar la Primera Avenida, pese a ser algo de subida, sentí un subidón brutal. Miles de personas animaban a los corredores en el kilómetro 30 y nuevamente sentí ganas de ir más rápido, pero volví a obedecer a mi entrenador, mientras Javier Mármol tomaba impulso y desaparecía entre los otros corredores.

Poco después, mi entrenador, que me había estado conteniendo toda la carrera, me dijo que él se había roto y que era el momento de que tomara delantera. En esos momentos vi caer a mi alrededor a mucha gente que se retiraba, que estiraba por los calambres o vomitaba. Seguí con Sebas un rato más hasta que en el kilómetro 34, ya en la Quinta Avenida, tomé la decisión de avanzar. Al entrar en Central Park me sentía con la meta en el bolsillo, la segunda estrella en mi restaurante y con el sueño de «comerme» la Gran Manzana a punto de cumplirse.

La felicidad es esto, cocinar y correr. Y puede durar lo que una lágrima de emoción en caer y el puño alzarse en el aire en señal de victoria. Después, me preocupé por mis colegas, sobre todo por Sebas, quien afortunadamente entró 15 minutos más tarde. Pero vencer un miedo y conseguir un reto fue la sensación que me acompañó durante mucho más tiempo.

A finales del mes de noviembre, tres semanas después, mi sueño de optimismo durante la maratón se hizo realidad y nuestro equipo del restaurante de La Terraza del Casino de Madrid recibía su segunda estrella Michelin. Las lágrimas y la felicidad volvieron a brotar, pero sabiendo de sobra que...

... hay que buscar el disfrute no solo en la meta, sino también en el camino.

Retener para triunfar

Lo más difícil de una maratón no es correrla, sino llegar entrenado y sobre todo cumplir con el plan de carrera.

La importancia del entrenamiento no solo está en preparar el cuerpo para el día tan esperado, sino en experimentar, aprender y preparar tu cabeza para que ese día todo funcione a la perfección.

Una de las cosas más difíciles de hacer, a pesar de haberlas experimentado en los entrenamientos una y otra vez, es algo tan simple como ir despacio. 42 kilómetros son muchos y a veces el poder disfrutarlos no dependerá del entrenamiento acumulado, sino de poder dominar nuestra cabeza para salir a una velocidad controlada y así poder terminar a un buen ritmo y no ser una víctima más de la mítica distancia.

Hay que plantearse una carrera progresiva, dividida en 3 partes, y aumentar la velocidad a medida que los kilómetros pasan. No hay mejor forma de poder vencer ese temido «muro» del kilómetro 30 que llegar con la suficiente energía para incluso aumentar un poco nuestra velocidad al traspasarlo, demostrándonos así que lo mejor está por llegar.

Esta estrategia no solo es efectiva para dosificar nuestro esfuerzo e ir probando a nuestro cuerpo para ver cómo se encuentra ese día, sino que es muy motivador a nivel psicológico. Para completar una carrera que conlleva tanto desgaste físico como es la maratón, se necesita toda la concentración y motivación necesaria. Utilizando mucha concentración durante la primera etapa, podremos «alimentarnos» de esa motivación extra que obtendremos al pasar a decenas de corredores en los kilómetros finales, acompañados de los aplausos y gritos de aliento de los innumerables espectadores que hacen de la maratón de la Gran Manzana un evento mágico.

«Si en tu gran día logras retener
tu cuerpo lo suficiente, triunfarás.»

MENÚ DÍA DE COMPETICIÓN

DESAYUNO...
Café con leche o infusión
Crepe con miel, leche, tosta de pan y pasas
Macedonia de frutas

ALMUERZO...
Batido de fresas con bola de helado de vainilla

COMIDA ....
Arroz cremoso con guisantes, bacalao y cerezas
Asado de ternera con patatas y calabacines
Natillas caseras

MERIENDA ....
Yogur con peras

CENA ....
Sopa de miso con pollo y huevos de codorniz
Dorada con verduras
Yogur y mango

COMENTARIO...

El día de la competición es un día duro, de gran desgaste físico, pero también mental. Es cierto que no hay un estándar para todos los deportes, porque dependerá mucho si se trata de actividades cortas de gran esfuerzo o pruebas de larga duración, pero seguro que con tu experiencia acumulada durante todos estos días podrás ir ajustando tu menú según las exigencias.

Lo que jamás me falta a mí en estas ocasiones es un desayuno rico en hidratos (tostas y crepes) con abundante proteína (huevo) y algún extra que me ofrezca hidratos de disponibilidad inmediata (macedonia de fruta). Y una vez terminada la prueba, para reponerte lo antes posible del desgaste muscular, hay que tomar alguna bebida rica en hidratos y proteínas (el batido de fruta con helado). A lo largo del día debemos recuperar la pérdida de reservas de glucógeno con la sinergia entre hidratos de carbono y proteína.

¡Buen día de competición y gracias por haber llegado hasta aquí conmigo y todo mi equipo!

Macedonia de frutas

VALOR NUTRICIONAL POR RACIÓN:
Calorías: 122
Proteínas: 1,6 gr,
Hidratos de carbono: 24,5 g
Grasas: 0,9 g

INGREDIENTES PARA 4 PERSONAS
Manzanas Grand Smith 2 unidades
Fresas 300 g
Mandarinas 2 unidades
Plátano 2 unidades
Kiwi 2 unidades
Pera de agua 2 unidades
Rodajas de piña natural 2 unidades
Zumo de frutas 150 ml

ELABORACIÓN...
Pela y trocea en cuadraditos o rodajas finas, según prefieras, y mételas en un bol junto al zumo de frutas para macerar durante 20 minutos.

ACABADO Y PRESENTACIÓN ....
Distribuye la fruta en vasos de cristal o boles de tamaño medio y añade un par de cucharadas del jugo de fruta.

TIPS ....
No solo estás dando al cuerpo una innumerable cantidad de vitaminas, sino también mucha fibra, un aporte extra de hidratación. El 70 % de nuestra macedonia es realmente agua. Me encanta consumir la fruta en macedonia, también en brochetas o sencillamente «a bocados», siempre bien limpia y en la medida

de lo posible con su piel. Sea como sea, antes, durante y después del día de competición dale bastante fruta al cuerpo con las recomendaciones que te he dado en menús anteriores: nunca la sustituyas por un plato principal ni la comas inmediatamente antes de las comidas o cenas salvo que busques quitarte kilos de encima, porque te sacian y no conseguirás el efecto que buscas con el resto de la alimentación de cara a tu actividad.

Juega con cítricos para el jugo de maceración. El limón con un toque de miel también va perfecto. Puedes añadir un toque de menta fresca en el momento de consumirlo. Para conservar la fruta que sobre, procura meterla en un recipiente en el que casi rebose el jugo y tápalo con papel film sin dejar aire en medio para evitar la oxidación.

Macedonia
de frutas

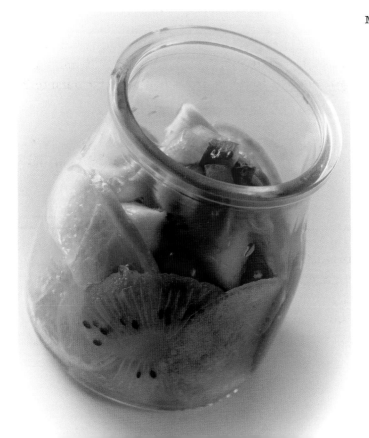

Arroz cremoso con guisantes, bacalao y cerezas

VALOR NUTRICIONAL POR RACIÓN:
Calorías: 602
Proteínas: 37,7 g
Hidratos de carbono: 92,2 g
Grasas: 5,4 g

INGREDIENTES PARA 4 PERSONAS
Bacalao fresco 600 g

Para el arroz
Arroz carnarolli 400 g
Cebolleta 100 g
Aceite de oliva virgen extra 0,4° Una cucharada
Caldo de pollo Un litro y medio
Agua para la cocción

Para la crema de guisantes
Jamón ibérico 50 g
Guisantes 250 g
Cebolla 50 g
Ajo fresco 1 diente
Aceite de oliva virgen extra Una cucharadita

Para las cerezas al oporto:
Cerezas 150 g
Vino Oporto 100 ml

Otros:
Mantequilla 40 g
Queso parmesano 50 g

Arroz cremoso con guisantes
bacalao y cerezas

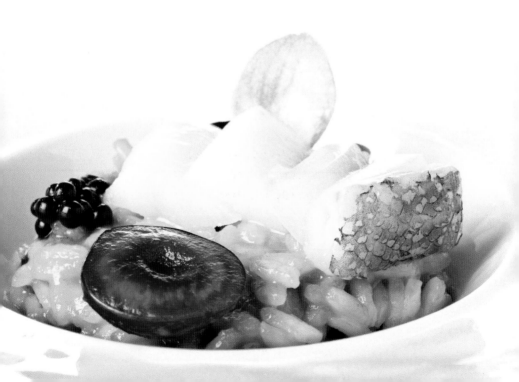

ELABORACIÓN...

De la crema de guisantes:

Dora el ajo en aceite de oliva partiendo de frío, incorpora la cebolla picada y rehoga durante tres minutos más. Añade el jamón hasta que esté a medio hacer, luego los guisantes y sigue rehogando durante unos minutos. Añade un poco de agua sin llegar a cubrir y mantén a fuego fuerte hasta que el guisante haya quedado tierno. Métclo todo en un vaso americano y tritúralo bien. Para que quede una crema fina, pásalo luego por el chino.

De las cerezas al oporto:

Pon a reducir el vino hasta la mitad y da un hervor a las cerezas cortadas en cuartos y sin hueso.

Del bacalao:

Córtalo en dados medianos y confítalo durante cuatro minutos en aceite a 63 °C. Resérvalo en caliente hasta el momento de terminar el plato.

ACABADO Y PRESENTACIÓN...
Cuece el arroz calculando el momento de montar el plato y servir. Cuanta con unos 17 minutos de cocción más o menos. Empieza rehogando la cebolleta muy fina y a fuego suave, añade luego el arroz y rehógalo durante un minuto, luego incorpora el caldo de pollo poco a poco sin dejar de remover manteniendo el fuego fuerte. Cuando esté, sácalo del fuego y añade la crema de guisantes, el queso parmesano rallado y la mantequilla. Remueve con cuidado, prueba de sal y emplata. Sírvelo en un plato hondo, distribuye las cerezas alrededor y coloca en el centro las raciones de bacalao confitado. Un verdadero capricho para un duro día de competición.

TIPS ....
La variedad carnarolli se podría considerar como la estrella de los arroces para la elaboración de risottos. Una de sus propiedades es que contiene mucha más cantidad de almidón que

otros arroces (el 24 %, frente al 15/18 % de otras variedades), lo que aporta cremosidad. Es un arroz que requiere bastante más líquido de lo normal en su cocción, pero que absorbe a la perfección todos los sabores y queda con una textura «al dente».

Como la pasta, garantiza aporte de glucosa constante gracias a la característica de los hidratos de carbono del arroz, así que antes o después de cada entrenamiento o para preparar una competición, este cereal es uno de los alimentos perfectos.

Como complemento, guisantes, también con su gradual transvase de energía a los músculos para ejercicios prolongados y sus grandes beneficios para la circulación sanguínea, además del aporte de fibra, vitaminas y minerales. Y como colofón, proteína de dos fuentes, vegetal del propio guisante y la que se obtiene del bacalao. Un plato sencillamente perfecto por su equilibrio nutricional.

Asado de ternera con patatas y calabacines

VALOR NUTRICIONAL POR RACIÓN:
Calorías: 542
Proteínas: 53,2 g
Hidratos de carbono: 16,3 g
Grasas: 16,3 g

INGREDIENTES PARA 4 PERSONAS

Para las patatas horneadas

Patata 500 g

Pimiento verde ½ unidad

Cebolla ½ unidad

Aceite de oliva virgen extra 0,5 l

Ajo 3 dientes

Romero 1 ramillete

Tomillo 1 ramillete

Para el solomillo

Solomillo de ternera 1 kg

Aceite de oliva Un par de cucharadas

Otros

Cebollino

ELABORACIÓN..

De las patatas horneadas:

Pela y lava las patatas y córtalas en rodajas finas. Prepara la cebolla y el pimiento cortado en juliana fina y pásalo todo a una bandeja de

Asado de ternera
con patatas y calabacines

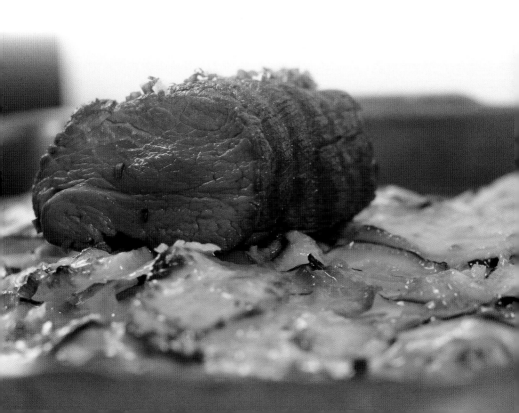

horno junto con los ramilletes de tomillo y romero. Cúbrelo con el aceite de oliva y métalo en el horno precalentado a 160 °C durante 40 minutos aproximadamente. Cuando esté, escurre muy bien el exceso de aceite y reserva hasta montar el plato.

Del solomillo de ternera:

Limpia el solomillo de grasas y nervios y dóralo por todos los lados en una sartén con el fondo cubierto de aceite y fuego fuerte. Termínalo en el horno precalentado a 180 °C durante unos cinco minutos, dependiendo del punto que desees.

ACABADO Y PRESENTACIÓN ....

Un plato o fuente bonita, una base de patatas y el solomillo de ternera racionado encima. Así de sencillo es ya un lujo de plato. Decora con cebollino picado y sal Maldon. También puedes sacar la carne cortada en rodajas del grosor adecuado, siempre controlando la temperatura para que evitar el centro se quede frío.

TIPS ....

El 25 % de las proteínas de la carne está en su punto de cocinado. Hay estudios que han demostrado los perjuicios de las carnes demasiado hechas, sobre todo si además están cocinadas a elevadas temperaturas, pero eso para el deportista supondría, además, pérdida de valor nutricional al destruirse sus aminoácidos. Carnes demasiado crudas, sin embargo, pueden contener bacterias también perjudiciales. Un centro rojo, pero caliente y sin sangre, es el punto perfecto para conseguir el mejor equilibrio entre sabor, textura y propiedades nutricionales de nuestro solomillo de ternera.

No he valorado toda la cantidad de aceite con la que hemos asado las patatas y las verduras en reparto de calorías y grasa por persona al intentar escurrir al máximo ese sobrante de aceite.

Está cocinado, pero no frito, y aromatizado además con hierbas. No valdrá para aliños de ensaladas, pero sí perfectamente para reutilizar en otros horneados (unos tomates, por ejemplo) o fritos.

Yogur con peras

VALOR NUTRICIONAL POR RACIÓN:
Calorías: 213
Proteínas: 6,8 g
Hidratos de carbono: 18,7 g
Grasas: 10,3 g

INGREDIENTES PARA 4 PERSONAS
Yogur griego 400 g

Para la pera asada
Pera 6 unidades
Vino Marsala 50 ml
Zumo de pera 100 ml

ELABORACIÓN...
Lava las peras con agua fría y pélalas. Pínchalas con un tenedor, pero no las despepites. Colócalas en una bandeja junto con el vino de Marsala y el zumo de pera y mételas en el horno precalentado a 180 °C durante 15-20 minutos, según el tamaño, regándolas de vez en cuando con el propio jugo que va quedando en la bandeja. Cuando estén, elimina las pepitas y mete las peras ya asadas y el jugo que han soltado en un vaso de batir y tritura hasta dejar un puré fino.

ACABADO Y PRESENTACIÓN ....
Utiliza vasos de cristal de tamaño medio llenando la primera mitad con el yogur griego y la otra mitad con el puré de pera que hemos preparado.

TIPS ....

Hoy es un día para dejar de lado los yogures naturales. El griego aporta mayor cantidad de grasas, proteínas e hidratos que van de cine para la actividad física. Para degustar con toda la intensidad el sabor de la fruta, no lo enfríes demasiado.

El vino de Marsala es dulce, similar al Oporto y acompaña perfectamente a frutas o cualquier otro postre. Casa perfectamente con quesos fuertes, tipo roquefort o parmesano. Pero hoy no es el día apropiado para esta combinación. ¿Qué tal mañana, como merecida recompensa después de la competición?

Yogur con peras

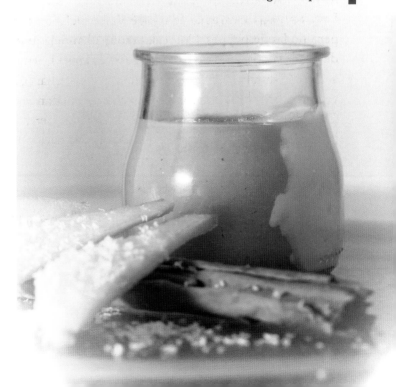

Sopa de miso con pollo
y huevos de codorniz

VALOR NUTRICIONAL POR RACIÓN:
Calorías: 542
Proteínas: 53,2 g
Hidratos de carbono: 16,3 g
Grasas: 16,3 g

INGREDIENTES PARA 4 PERSONAS
Para el pollo:
Pechuga de pollo 400 g
Aceite de oliva virgen extra 2 cucharadas

Para la sopa de miso
Cebolleta 2 unidades
Caldo de pollo 1 litro
Caldo de bonito en polvo 25 g
Miso rojo 4 cucharaditas
Alga wakame 100 g

Otros
Huevos de codorniz 8 unidades
Rabanitos
Sal Maldon

ELABORACIÓN..

De la sopa de miso:
Lleva a ebullición el caldo de pollo, añade el caldo de bonito en polvo junto con el alga wakame troceado y la cebolleta. Deja que el caldo recupere el hervor y mantenlo al fuego durante cinco minutos más. Añade el miso rojo y remueve hasta disolverlo al completo. Retira del fuego, cuélalo y resérvalo.

De los huevos de codorniz:
Cuécelos en un horno de vapor durante 25 minutos a 63 °C, así sus yemas estarán aún blandas cuando los rompamos a la hora de co-

merlos. Pélalos y si no vas a montar el plato de inmediato, caliéntalos al baño María en el momento de usarlos.

ACABADO Y PRESENTACIÓN ....

Dora las pechugas de pollo por ambos lados en una sartén con el fondo cubierto de aceite y fuego fuerte. Pon a punto de sal y trínchalas. Para montar el plato, empieza con una base de piezas de pollo con dos huevos de codorniz a sus extremos, varias láminas finas de rabanitos por encima y unas escamas de sal Maldon. En el último momento, añade a cada plato la sopa bien caliente de miso rojo.

TIPS ....

En otras ocasiones te he hablado de las cualidades de las endivias como reponedor natural de sales minerales, pero el alga wakame las supera como alimento remineralizante, así que son otro sustitutivo más de las clásicas bebidas energéticas. Contienen, además, muchísimo hierro y magnesio y son un magnífico protector gástrico. En esta ocasión las hemos metido en la sopa, pero tienes infinitas maneras de consumirlas.

Felices sueños, te lo has ganado después de un día tan intenso y exigente como hoy. El miso con el que hemos conseguido ese potente sabor oriental en nuestra sopa contiene altos valores de triptófano, aminoácido esencial en la liberación de serotonina, responsable del sueño reparador.
¡Descansa!

Sopa de miso con pollo
y huevos de codorniz

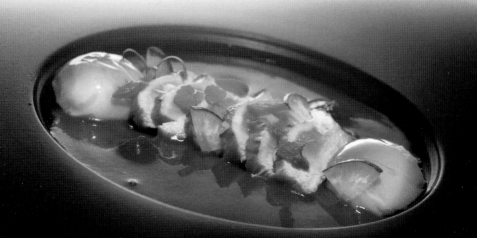

Dorada con verduras

VALOR NUTRICIONAL POR RACIÓN:
Calorías: 284
Proteínas: 21,4 g
Hidratos de carbono: 5,3 g
Grasas: 19,1 g

INGREDIENTES PARA 4 PERSONAS

Para la dorada

Dorada fresca 4 unidades

Aceite de oliva virgen extra 40 ml

Para las verduras

Pimiento rojo 1 unidad

Pimiento verde 1 unidad

Tomate rojo 2 unidades

Calabacín mediano 1 unidad

Berenjena 1 unidad

Cebolleta 1 unidad

Clara de huevo 2 unidades

ELABORACIÓN..

De la dorada:

Limpia y desespina completamente las doradas, retira la parte de la ventresca y las cabezas dejando los lomos lo más limpios posible. Junta lomo con lomo dejando las pieles hacia fuera y reserva hasta tener las verduras preparadas.

Dorada con verduras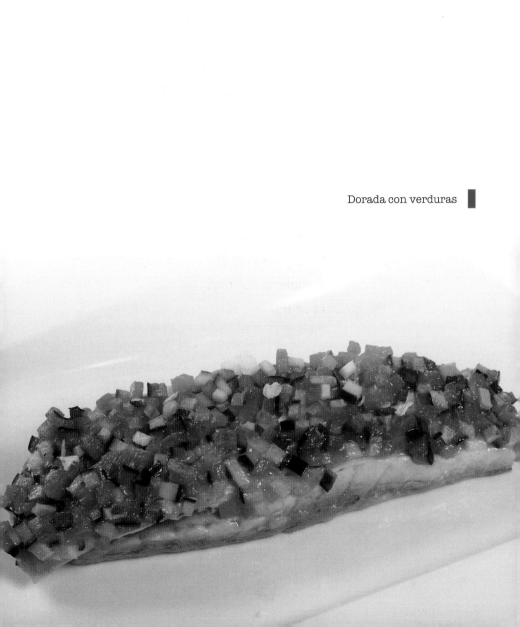

De las verduras:
Limpia todas las verduras y pícalas en *brunoise* muy fino. Mezcla unas con otras, pon a punto de sal y resérvalas.

ACABADO Y PRESENTACIÓN ....
Remueve las claras de huevo sin llegar a montarlas y añade todas las verduras ya cortadas. Con esta mezcla reboza el pescado hasta cubrir por completo la superficie de la piel. A continuación, pasa la dorada por una sartén con el fondo cubierto de aceite y fuego fuerte durante unos 4 minutos por cada lado, pero dependiendo del tamaño y grosor de los lomos puedes acabarla con un golpe de horno precalentado a 180 °C durante otros 4 o 5 minutos más. El plato, por sí solo, es ya espectacular, así que la presentación queda a tu gusto: yo solo te recomiendo unas escamas de sal Maldon sobre el pescado.

TIPS ....
No sé exactamente la razón, pero la dorada es uno de esos pescados que mucha gente asimila con digestiones pesadas, cuando en realidad es un pescado fácilmente digerible, totalmente saludable, rico en Omega3 y 6, muy bajo en grasas y calorías, totalmente válido para dietas para mantener peso, perderlo o, bien combinado, también para definir. Es un gran pescado blanco rico en vitamina E que, además, ayuda a proteger el sistema cardiovascular. Y, preparado de esta forma, espectacular en valor nutritivo.

También me encuentro muy a menudo con quien no aprovecha las pieles y espinas de pescados como la lubina o la dorada. Junto con la parte de la ventresca, que en este caso no se ha utilizado, y las cabezas, se puede hacer un caldo o fumet perfectamente válido y sabroso para otras aplicaciones. Aprovecho también para comentarte que los caldos en los que se utilicen espinas de pescado hay que evitar cocerlos en exceso porque una vez que la espina se rompe y descascarilla puede aportar cierto aroma y sabor ácido. Entre 20 y 25 minutos son más que suficientes para un buen fumet.

Yogur y mango

VALOR NUTRICIONAL POR RACIÓN:
Calorías: 403
Proteínas: 11,8 g
Hidratos de carbono: 27,5 g
Grasas: 25,2 g

INGREDIENTES PARA 4 PERSONAS
Para el mango asado
Mango maduro 3 unidades
Zumo de melocotón 160 ml
Vino dulce 50 ml
Mantequilla Una nuez
Azúcar moreno 40 g

Para el cremoso de yogur
Yogur griego 220 g
Queso crema 150 g

Otros
Chocolate blanco rallado 30 g
Avellana troceada 30 g
Dados de mango natural

ELABORACIÓN..
Del mango asado:
Pela los mangos y quítales la semilla. Córtalos en cuadrados pequeños y colócalos en una bandeja de horno previamente engrasada
con una nuez de mantequilla. Riega uniformemente con el vino
dulce y el zumo de melocotón, tápalo con una hoja de papel de
aluminio y mét"elo durante 30 minutos en el horno precalentado
previamente a 180 °C. Pasado ese tiempo, baja la potencia del horno a 150 °C y mantenlo durante otros 20 minutos más. Cuando
esté, sácalo y tritúralo con la túrmix, cuela y resérvalo.

Del cremoso de yogur:
Mezcla bien la crema de queso con el yogur griego. Enfríalo ligeramente sin llegar a congelar para conseguir una textura consistente.

ACABADO Y PRESENTACIÓN ....
Parte primero de una base de crema de mango en el fondo del plato, colocando alrededor unos dados de mango natural y avellana triturada. Coloca en el centro una *quenelle* de cremoso de yogur y termina decorando con chocolate rallado por encima.

TIPS ....
Otro postre potente, consistente, pero también delicioso. A lo largo del libro habrás visto el juego que nos da una fruta como el mango, la uso con frecuencia porque tiene un sabor espectacular que me permite jugar con sabores potentes y suaves a la vez, pero sobre todo, porque es un combustible infalible para los músculos.

Juega con diferentes temperaturas y verás lo que puede cambiar este postre. El cremoso de yogur, a temperatura ambiente, resulta delicado y fino al paladar. En frío, casi helado, te parecerá mucho más refrescante y ligero. No te pierdas el contraste con la crema de mango muy fría, servida invirtiendo la presentación: primero el cremoso de yogur y, sobre él, la crema de mango.

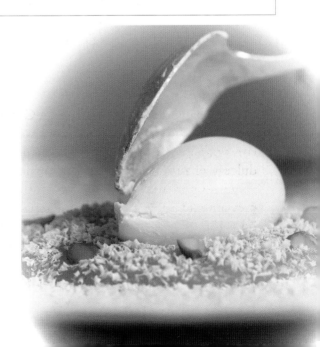

Yogur y mango

Epílogo

Después de soportar la dureza de correr una maratón, todos los manuales y lo más importante, el sentido común, te dicen lo mismo: hay que descansar. Yo según terminé la maratón en lugar de hacerme el valiente e ir andando los dos kilómetros hasta el hotel, me alquilé junto con otros compañeros uno de esos coches que hay en Central Park movidos a pedales. Nos dieron una mantita para arroparnos y yo me sentía como Dios.

Todos nos fuimos a comer al hotel, excepto Ana, que decidió descansar haciéndose las uñas. Y es que la forma de entender el descanso entra dentro de cómo cada uno asume el deporte. Tengo compañeros muy metódicos que se toman todo al pie de la letra y otros que lo toman como un disfrute. En mi caso me siento entre una cosa y la otra. Soy metódico en el entrenamiento, pero no puedo evitar que ese adolescente, ese Javi que llevo dentro salte a la primera de cambio.

Después de una maratón no solo hay que descansar ese día, sino al menos entre dos y cuatro semanas y, después, retomar el entrenamiento paulatinamente. Esos son los consejos profesionales y yo los seguí hasta la semana siguiente, cuando me fui a Napa Valley. Como me conozco, viajé sin calzado ni ropa de deporte en mi maleta, pero mientras paseaba vi en el escaparate de una tienda unas zapatillas flipantes, que no pude evitar comprar y estrenar. Me las calcé y me fui a correr entre los viñedos. Era como estar en una peli, no me lo podía creer, sentía que volaba.

Sin embargo, la película se extendió mucho más de lo que pensaba. Después de que mi hijo me llamara la atención por mirarme tanto al espejo y reírse por creerme un tipo de portada, me salió al paso un nuevo reto: entrenar para la revista *Men's Health*. El director de la publicación, Alberto Saborido, apostó por ponernos a entrenar a tres cocineros: Ramón Freixa, Sergi Arola y yo. Éramos los primeros «tipos normales» que tomaban este reto. En aquel momento yo pesaba 92 kilos.

La revista nos puso un entrenador personal durante cuatro meses para conseguir la tableta de chocolate. Este fue uno de los retos más fuertes que he tenido, porque mi exceso de peso me impedía conseguir lo que nos ponían. Así que después de entrenar una hora durante cinco días a la semana, yo por las tardes, por mi cuenta y sin contárselo a él, corría 14 o 15 kilómetros. Este gran esfuerzo no era por salir en la portada sino por conseguir el reto. El entrenamiento era muy duro y cada vez dormía menos y por supuesto me llegaron lesiones, que intentaba ignorar pese al dolor para poder seguir. Al final, salí en la portada con mi tableta. No con las seis, pero sí con cuatro. Y aunque casi muero de felicidad al conseguir este reto, la gran lección que aprendí fue que para mí no merece tanto esfuerzo y dedicación mantener una tableta de chocolate. Estar delgado y fibroso es más que suficiente.

Con el paso del tiempo mi objetivo se ha centrado en conseguir alcanzar mis retos sin destruirme autolesionándome no solo física sino también mentalmente. Un día, mientras corría a las seis de la mañana por El Retiro, me paré absolutamente agotado y me recordé a mí mismo que yo comencé con el deporte aquel mes de septiembre de 2008 para salirme de mis obligaciones y dar sentido y vitalidad a mi existencia, y que el deporte no se puede convertir nuevamente en una obligación más.

Cuando escribo este libro mi talla ya no es la L sino la M, y en lugar de 92 kilos, la báscula indica 78 kilos. Y me preparo para un nuevo reto: participar en el Ironman, una prueba de larga distancia en la que se hacen 3,9 kilómetros nadando, 180 kilómetros en bici y 42 corriendo. Mi objetivo en esta ocasión, sin embargo, no es conseguir el mejor tiempo, sino simplemente disfrutar de cada segundo junto con mis amigos de esta prueba.

Esta actitud es para mí la realmente deportiva y la que afortunadamente he conseguido tras tanto esfuerzo, no con el entrenamiento, sino con el pensamiento. Y es además la que, sin siquiera darme cuenta, se ha extendido a casi todas mis otras obligaciones, la cocina la primera. Este año, mi reto no está en conseguir la mejor clasificación en guías o en publicaciones, sino en conseguir que ocurran cosas que hagan que la gastronomía cambie.

Durante el último año he puesto en marcha una nueva visión del restaurante dentro del Taller de Paco Roncero. En una sola mesa ofrezco a una serie de personas seleccionadas un compendio de todas las sensaciones que siempre hemos querido transmitir los cocineros a través de nuestros platos, apoyado por la tecnología, nuestro conocimiento y un guión que me permite llevar al comensal a explorar su propia emoción. Es un paso más allá de la cocina como espectáculo que hacemos desde la vanguardia, es el espectáculo total. Este nuevo modelo de restaurante, que he llamado «Sublimotion», lo abro en Ibiza a personas de todo el mundo que quieran experimentar esta nueva forma de entender la cocina y la forma de comer.

Afronto cada día mi entrenamiento y mi trabajo con esfuerzo pero sin perder de vista el placer de conseguir que algo cambie, dentro de mí y a mi alrededor.

En la cocina, no hace falta hacer platos, introducir nuevos ingredientes o desarrollar técnicas para cambiar cosas. Mi idea estos años se ha centrado en la gastronomía como concepto más amplio y mi sueño, en ver cómo se cambia la forma de comer. Cómo la mesa deja de ser el lugar de negociaciones empresariales o discusiones familiares y conseguir que se convierta en un lugar horizontal donde cualquier persona junto a cualquier otra consiga simplemente divertirse y emocionarse. Asumiendo las bajadas y las subidas pero siempre mirando más allá.

Hay que tener buenas ideas pero también hay que llevarlas a cabo. Moverse para encontrar la financiación o trabajar en estrategias que te permitan cumplir sueños como el de correr una maratón, crear un concepto como el del «gastrobar», desarrollar un modelo diferente de comida de mercado o de restaurante.

La creatividad es como la energía, no se agota. Pero hay que alimentarla cada día y esto no se hace solo desde un despacho, ni detrás de un fogón. No por trabajar más horas eres más eficiente ni eres mejor directivo, ni por supuesto, mejor cocinero. Lo importante es sacar el máximo partido de hasta el último minuto en el entrenamiento, en el trabajo y en la vida, para conseguir llegar a cumplir tus propios objetivos sin imposiciones, obligaciones ni prejuicios.

Si tienes un sueño o un objetivo, hazlo.
Los sueños se cumplen.